LE CHOLÉRA

ET LA MANIÈRE

D'EN RÉDUIRE LA MORTALITÉ

PAR

Timoléon ZALLONY

Res non verba

AIX

IMPRIMERIE J. NICOT, RUE DU LOUVRE, 16

1884

LE CHOLÉRA

ET LA MANIÈRE

D'EN RÉDUIRE LA MORTALITÉ

PAR

Timoléon ZALLONY

Res non verba

AIX

IMPRIMERIE J. NICOT, RUE DU LOUVRE, 16

1884

Au Docteur Pio Angelo da Silva

de la Faculté de Paris

Cher Ami,

Nous y étions ensemble .... ensemble aussi nous avons assisté à bien des souffrances et des deuils. Plus que personne vous fîtes votre devoir. Les circonstances et près de trente années, nous ont séparés depuis.

L'âge et la distance ne nous permettront plus de nous revoir. Je vous dédie les quelques pages qui suivent en souvenir de notre amitié. Puissent-elles n'être pas les dernières.

Tout à vous, adieu !

T. ZALLONY.

Aix, le 1ᵉʳ Octobre 1884.

LE CHOLÉRA

ET LA MANIÈRE

D'EN RÉDUIRE LA MORTALITÉ

———⚬⚬⧓⚬⚬———

Cette question qui est toute d'actualité pour les uns, regarde l'avenir pour les autres, et ne saurait en aucun cas être indifférente à personne.

L'auteur de ces lignes est un étranger en France. Il n'est ni marchand, ni industriel ; et n'ayant rien à vendre ni à débiter, il n'a par conséquent aucun intérêt personnel à prôner la doctrine qu'on va lire.

D'ailleurs cette doctrine a été rigoureusement suivie dans diverses invasions du choléra, notamment à Rio-Grande du Sud (Brésil) et au Salto (Etat Oriental de l'Uruguay).

Il ne s'agit donc pas ici de tenter des essais aux résultats problématiques, mais d'expériences déjà faites, répétées et concluantes. Il n'est pas non plus question d'inventer mais seulement de copier.

En outre, l'exposé qu'on a sous les yeux sera suivi de quelques considérations générales basées sur des faits dont l'importance capitale ne pourra passer inaperçue dans notre société moderne.

Cela dit abordons le sujet.

Nous prétendons prouver que, si jusqu'à ce jour, la moyenne de la mortalité des cholériques a toujours atteint le chiffre élevé de 50 et même 60 o/o, c'est plutôt dû au manque d'une organisation intelligente du service des cholériques, et à l'absence de toute cohésion dans les efforts communs, qu'à l'impuissance même des diverses médications employées.

Nous prouverons encore que, si on se décidait pour l'adoption des mesures qui vont être indiquées, la mortalité se trouverait du coup réduite à 8 o/o, ainsi que cela a eu lieu au Salto Oriental de l'Uruguay.

Mais avant tout, posons cette simple question :

Tout le monde est-il d'accord que, le choléra attaqué dès son début, et son traitement étant attentivement surveillé jusqu'au bout est guérissable dans la grande majorité des cas ?

Oui, à l'unanimité. N'est-ce pas ?

Eh bien, examinons les divers moyens mis en usage en l'état actuel pour atteindre ce but.

Supposons que la ville d'Aix au lieu d'avoir souffert légèrement du choléra, ainsi que cela est arrivé il y a peu, eût vu au contraire le fléau y sévir avec violence et d'une façon générale ; le nombre des médecins existant dans la localité eût il été suffisant pour faire face aux besoins de la situation, et permettre de traiter *convenablement* tous les cholériques ?

Nous répondrons non, parce que, même en supposant tous les médecins doués d'une abnégation et d'un zèle égaux, ceux-ci auraient à tenir compte en dehors du temps à consacrer aux cholériques de celui nécessaire à leur clinique habituelle. Or, en défalquant ce dernier temps, que resterait-il pour les malades atteints par l'épidémie ? A peine quelques moments.

Et cependant, en matière de choléra l'expérience permet d'établir l'axiome suivant : Tout cholérique se trouvant dans un cas tant soit peu grave, est condamné d'avance s'il n'est visité au moins deux ou trois fois par jour, à moins qu'il n'ait à son chevet un assistant non seulement intelligent, mais encore suffisamment instruit sur le cours de la maladie et sur ses phases ; et pouvant remplacer le médecin en son absence. Or, on vient de donner à entendre que, celui-ci malgré sa bonne volonté, ne pourrait arriver à faire qu'un nombre de visites insuffisant à son malade ; et d'un autre côté on doit s'attendre à ce que ce dernier sera assisté par un garde-malade pris au hasard, et n'offrant aucune des qualités voulues.

Mais au moins aura-t-on, en guise de compensation, la certitude d'avoir appliqué le traitement en temps opportun ? Pas davantage.

Voici par exemple un ouvrier célibataire atteint du choléra qui ayant tenu compte d'avis salutaires, s'est décidé dès les premiers symptômes du mal à faire appeler un médecin.

Mais celui-ci n'arrive pas ; pourtant, on s'est rendu chez lui il y a plus de deux heures. C'est qu'il était en courses et ne pouvait raisonnablement se trouver partout en même temps.

Le voilà enfin ! Il examine le malade, et constate que c'est bien un cholérique et un cholérique d'une certaine gravité. Vite ! du papier et de l'encre et qu'on se rende à la pharmacie ! Puis le médecin donne quelques indications rapides, promet de revenir et court ailleurs.

C'est un commissionnaire ou un ami qui va se charger des courses.

Il part mais, comme l'auteur de *l'Art poétique,* il se hâte lentement.

L'ordonnance est présentée au pharmacien qui, tout en agitant un pilon au fond d'un mortier, fait signe qu'il y a trois ou quatre personnes présentes à servir avant tout. Mais c'est pour un cholérique ! dit alors le commissionnaire, à quoi il lui est répondu, que madame qui est là à attendre, vient aussi pour un cholérique.

Le tour du malade arrrive pourtant. Le pharmacien parcourt l'ordonnance, et demande trois quarts d'heure pour la préparer. Ce n'est pas trop : il y a une potion compliquée, puis des petits paquets de ceci ou de cela, etc.

Que va faire le commissionnaire pendant tout ce temps ? naturellement il ira se promener. Or, en promenade les heures passent vite ; et le moment marqué est déjà passé depuis longtemps, lorsqu'on finit par se rappeler qu'on a pris un engagement.

Dans cet intervalle que fait le malade de son côté ? Il attend ; mais la maladie n'a pas attendu. Jusqu'ici elle s'était contentée de marcher ; désormais elle vole !

Finalement on les tient ces médicaments sauveurs, cette fois ils sont auprès du cholérique.

Déjà même la première cuillerée du médicament vient d'être administrée par une vieille femme voisine du carré, érigée en garde-malade ; et les autres doses le seront également en conformité des instructions reçues.

Ainsi tout va bien !

Mais voici qu'il survient un cas qui n'a pas été prévu : le malade pris de vomissements a rejeté sa potion. Devra-t-on revenir au médicament ou s'arrêter ? Grand embarras ! Il faudra de nouveau consulter le médecin.

On court chez lui ; cette fois encore il n'y est pas. Le cas paraît urgent, aussi on ira chez un autre : même résultat négatif. Dame ! ce n'est pas étonnant par ce temps d'épidémie surtout.

On revient donc rendre compte de l'inutilité de deux courses. Cependant le malade paraît plus calme ; qui sait ? Ce ne sera rien. La nuit se passe ; et le lendemain le médecin arrive pour... apprendre que son malade est mort depuis longtemps.

Et maintenant qu'on prenne la peine d'additionner toutes les heures perdues dans l'attente du médecin, dans celle de l'arrivée des médicaments ; qu'on y ajoute les suppléments de promenade du commissionnaire ; et enfin l'absence d'un assistant intelligent et expérimenté ; et on verra si cet ouvrier n'est pas mort des suites des lenteurs apportées dans l'application du traitement, et des conséquences d'une organisation vicieuse du service des cholériques ?

Et qu'on ne dise pas que l'exemple choisi est rare. Nous soutenons au contraire que c'est là la règle, et que l'inverse est l'exception.

Peu de jours après la nouvelle de la présence du choléra à Toulon, nous avons vu le Gouvernement ordonner la rédaction d'instructions prophylactiques en temps d'épidémie cholérique. On y lit par exemple que, dès les premiers symptômes du choléra, le malade doit se hâter de se mettre en traitement. Voilà qui est fort bien. Mais quels sont les symptômes de ce mal ? Les a-t-on définis ? A-t-on dit où commençait le véritable danger ? Non.

Ces instructions et d'autres similaires parlent, il est vrai de la diarrhée prémonitoire.

A cela bien des gens tiendront ce raisonnement : Sujet toutes les années à une diarrhée à pareille époque, jusqu'ici je m'en suis toujours tiré en lui laissant suivre son cours. Cette diarrhée prémonitoire dont vous parlez ressemble-t-elle à toutes les autres ? Et si elle en diffère, quels sont ses signes distinctifs ? Et puisque vous n'en dites rien, comment savoir à quoi m'en tenir ?

Mais personne n'aurait le droit de tenir ce langage, si par exemple on eût dit : En temps d'épidémie cholérique tout dérangement gastrique ou intestinal doit être considéré comme suspect, sans qu'il s'ensuive néanmoins que tous soient indistinctement dangereux.

La diarrhée prémonitoire précédant le choléra confirmé, s'annonce d'ordinaire par des borborygmes suivis de pesanteur de tête, de lassitude dans les membres, de nausées, de vomissements ; enfin par des crampes et un principe d'algidité ou froid du corps. Vers ce point, les déjections alvines changent de nature et deviennent *rizoïdes*, c'est-à-dire qu'elles affectent l'aspect de l'eau de riz ; et il est de toute prudence, surtout si on a éprouvé une partie des symptômes antérieurement décrits, de ne pas attendre la manifestation des derniers pour avoir recours à un traitement. Qu'on se hâte donc avant l'arrivée du médecin de se mettre au lit, en s'efforçant de provoquer la transpiration au moyen d'une infusion chaude d'hysope, de verveine, de tilleul, etc, ou à défaut d'eau chaude sucrée. Si les crampes surviennent, qu'elles soient combattues par des frictions énergiques et le massage. Jusque-là il convient de ne pas compliquer le traitement, afin que celui à appliquer bientôt par l'homme de l'art, ne se trouve pas paralysé par une médication précédente pouvant être opposée à la sienne.

Pourquoi aussi dans les instructions adressées au public n'avoir pas ajouté :

Il est particulièrement recommandé en temps de choléra, dans un cas de diarrhée quelconque, de s'abstenir *sous risque de mort*, de faire *directement* usage de lieux d'aisance, et d'avoir au contraire toujours recours à un vase, afin de pouvoir facilement, et à chaque déjection alvine, constater la nature des selles ; ce dont on ne pourrait s'assurer dans une fosse ; cet avis étant d'autant plus important que, chez certains sujets les évacuations cholériques peuvent se produire simultanément ou du moins fort peu de temps après les premiers signes généraux dont il a été parlé.

A propos des instructions officielles touchant le choléra, il n'est pas inutile de rappeler ici que, même dans les départements envahis elles ont pour ainsi dire passé inaperçues. Fort peu de journaux les ont reproduites, et en supposant que le contraire fût arrivé, nous nous demandons si ce mode de publicité était bien le meilleur pour parvenir au but visé ? Il est permis d'en douter.

En premier lieu, tout le monde ne lit pas les journaux, ensuite dans ceux qui en prennent connaissance, les uns se contentent de parcourir la partie politique, d'autres la chronique et les faits divers, d'autres enfin le feuilleton.

Mais le but qu'on se proposait eût été parfaitement atteint, si l'Autorité eût fait publier à ses frais et distribuer gratuitement dans toutes les familles, des brochures de quatre ou cinq pages seulement, d'un très petit format, contenant, outre les préceptes d'hygiène domestique en temps d'épidémie, la description des caractères du mal, avec la recommandation *sans cesse répétée sous plusieurs formes* de ne pas attendre l'aggravation des symptômes.

On n'a pas oublié ce qui s'est passé à l'égard de cet ouvrier cité comme exemple et reconnu victime des lenteurs du service, bien qu'il eût dès le début du mal réclamé des secours ; or, on devine sans peine ce qui doit advenir pour l'individu nonchalant ou mal informé sur le danger de sa situation, et appelant à lui ces mêmes secours, trop tard.

Voilà pour les prolétaires traités à domicile, car il est à présumer que pour les personnes aisées, les circonstances doivent être sensiblement modifiées.

Voyons maintenant ce qui a trait aux malades devant se rendre à l'ambulance.

Ici, même désorganisation, même imprévoyance, même désordre.

On cherche partout le véhicule destiné au transport des cholériques, il est introuvable par la raison qu'en ce moment il est censé en service. Revient-il à la station, voilà que le cocher commence à maugréer, dès qu'il apprend qu'il lui faut dès son arrivée, entreprendre deux nouvelles courses, l'une chez le malade, l'autre à l'ambulance ; et alors comme le temps ne lui est pas marqué, et qu'il n'a qu'une responsabilité morale dont il se moque, il se met en route le plus lentement possible et avec un visible mauvais vouloir. Tant pis pour le malade ! Pourquoi a-t-on dérangé le cocher ?

C'est donc encore et toujours ce retard et cette perte de temps déjà signalés.

Et puis, croit-on qu'il suffise d'avoir un établissement confortable à tous les points de vue, servi par un personnel de médecins d'élite, de servants actifs ; en un mot d'avoir tout sous la main, pour attirer les malades pauvres et les engager à quitter leur taudis, afin de venir de préférence se faire traiter dans un palais ? Erreur !

Les masses raisonnent souvent faux, c'est vrai, mais d'autres fois aussi elles raisonnent juste.

Elles raisonnent faux, lorsque par exemple elles ajoutent foi aux billevesées circulant parmi elles, telles que la *complicité* des médecins avec l'Autorité dans le but de se débarrasser du *trop plein* de la population. Ici pas de commentaires ni de réfutation.

Mais elles ne laissent pas de raisonner juste, lorsqu'elles se refusent à vouloir se prêter aux *essais* de la méthode et des agents employés par le docteur X, surtout lorsqu'on a appris par les journaux que, ces expériences plusieurs fois répétées n'avaient pas réussi.

Et qui donne le droit, nous le demanderons, de faire de pareils essais dans une maladie telle que le choléra surtout ? N'avez-vous pas dit que le mal marche avec la rapidité de l'éclair ? Or, si la chose est exacte, et elle l'est, et que vos expériences n'aient pas abouti, aurez-vous le temps de revenir à des méthodes éprouvées et reconnues bonnes ? Ce n'est pas problable.

Nous savons bien qu'on alléguera l'innocuité des moyens employés, ne portant d'ailleurs que sur des cas algides et désespérés.

Nous voulons croire qu'il en est ainsi, cependant les faits commentés au dehors, produisent chaque fois un fâcheux effet dont le résultat direct ne peut échapper à personne, et il convient d'y mettre un terme.

La science doit-elle pour cela perdre ses droits, et ne pourra-t-on plus désormais se livrer à des investigations dans un but louable et reconnu utile ?

Nullement, et il sera dit plus loin comment on peut atteindre ce *desideratum* d'une façon toute légale.

Ainsi, les bruits répandus d'expériences tentées qui ne réussissent pas ; la mortalité relativement considérable constatée à l'ambulance par rapport à celle moins élevée de plusieurs quartiers réunis de la ville, dans lesquels les cholériques se font traiter à domicile ; l'intérêt prêté à l'Autorité de dissimuler le chiffre réel des décès ; ces malades dont on parle, succombant peu d'heures après leur entrée dans l'établissement public ; les intentions homicides absurdes attribuées aux médecins ; et enfin la conséquence tirée de tout cela que, tout cholérique conduit à l'ambulance est nécessairement destiné au cimetière, voilà bien, à n'en pas douter, les causes déterminantes de cette horreur du prolétaire pour l'ambulance, horreur qu'un journaliste marseillais a si justement traduite par le mot *Pharophobie.*

Ces erreurs et ces fautes les unes réelles, les autres imaginaires, ne sont donc pas toutes indistinctement imputables aux malades.

D'abord les instructions officielles touchant l'épidémie, n'ont pas été suffisamment connues on l'a dit déjà ; ensuite elles étaient peu précises et peu détaillées on l'a dit aussi. Comment veut-on dès lors que les masses qui s'obstinent à voir dans le choléra une maladie ordinaire, donnant tout le temps à un traitement, puissent soupçonner la rapidité surprenante du mal et l'importance d'une médication immédiate, si elles ignorent ce qu'elles devraient savoir ? Et comment aussi n'ajouteraient-elles pas foi à cette prétendue malveillance ou tout au moins à l'incapacité, en présence des résultats fatals accompagnant la majorité des tentatives de guérison ?

Faites donc comme on a fait ailleurs, c'est-à-dire une propagande non pour la forme, mais active, consciencieuse et intelligente, suivie de faits palpables et sans réplique possible, et la confiance survenant on ira aussitôt à vous.

Or, en l'état, vous venez de le voir, cette confiance est loin de vous être accordée.

Vous avez beau vous montrer partout, visiter gravement les salles des ambulances, faire de l'admiration mutuelle, distribuer des félicitations pour en recevoir, et passer la rhubarbe pour avoir le séné, peine inutile ! La confiance s'acquiert et ne s'impose pas.

Loin de nous l'idée de viser aucune personnalité par ces paroles. Elles tendent seulement à faire ressortir et combattre le manque de portée des moyens employés jusqu'ici en temps de choléra, et cela aussi bien sur les lieux mêmes que sur d'autres points de la France ou même hors de chez elle. Rien de plus.

Résumons maintenant dans un tableau synoptique les vices principaux inhérents à l'organisation actuelle du service des cholériques, tels qu'ils nous ont été révélés dans cet exposé rapide.

Est-il question d'un malade à traiter à domicile : le médecin appelé arrive *tard* ; et de plus il ne fera dans la majorité des cas qu'une seule visite journalière bien insuffisante au malade ; les médicaments arrivent *tard* de jour et si c'est de nuit, il y a certitude qu'ils arriveront plus *tard* encore ; le commissionnaire chargé des courses perd son temps et arrive *tard* ; l'assistant pris au hasard est incapable, et deviendra rare à trouver en raison de l'intensité du fléau, d'où *retard* pour se le procurer ; les objets nécessaires manquent chez le pauvre et s'ils arrivent, il est probable, par suite du défaut d'ensemble et de combinaison qu'ils lui parviendront *tard*. S'agit-il de malades destinés à l'ambulance : (ici nous supposons qu'il n'y ait aucune formalité préalable à remplir), le véhicule soumis au caprice de son conducteur marche lentement et contribue à arriver *tard* ; la confiance dans l'ambulance n'existe pas, on s'y rend à la dernière extrémité c'est-à-dire *tard*.

Donc *tard, tard*, presque toujours trop *tard* !

Ne serait-il pas temps de se pénétrer enfin de la nécessité de mettre un terme à pareil chaos ?

Et d'abord, pourquoi tant de stérilité dans les résultats

obtenus, si ce n'est parce que les forces vives disponibles, les dévouements nombreux se trouvent éparpillés, et ne constituent jamais un faisceau homogène et résistant à un moment donné ? Chacun tient à avoir sa petite chapelle, sa société de secours, sa façon de guérir ; on veut faire le bien sans doute, mais le faire selon son rite à sa manière, et à la condition de n'être astreint à aucune règle étrangère ou même commune. On aime les combats de tirailleurs, le feu à volonté, mais la guerre de masses et de tactique aux mouvements combinés, celle-là est mise de côté ; et pourtant c'est la seule possible, la seule efficace à opposer à l'ennemi. De plus, on méprise les détails ou du moins ce que l'on considère comme tels : les minutes, les heures gaspillées, le manque d'assistants capables, les nombreux contre-temps signalés, qu'est-ce que cela ? Des bagatelles ! On pérore, on conseille, on s'agite en pure perte pensant marcher et avancer, alors qu'en réalité on piétine sur place.

Il existe aussi une fâcheuse tendance, celle de tout attendre de l'Autorité supérieure, comme si celle-ci devait infailliblement constituer une garantie de prévoyance et d'aptitudes spéciales dans toutes les matières. Et d'ailleurs en fût-il ainsi, cette Autorité pourrait-elle, nous le demandons, organiser seule d'abord, et surveiller ensuite les rouages multiples d'un service comme celui des cholériques et cela de jour comme de nuit, sans que sa dignité se trouvât parfois compromise ? Et puis, n'aura-t-elle pas d'autres soucis, d'autres soins administratifs sur les bras ? et si toute cette besogne était possible à un seul homme, que deviendrait le proverbe : Qui trop embrasse mal étreint ?

Dès les premières lignes, nous nous sommes engagé à prouver, qu'à l'organisation défectueuse du service des cholériques bien plus qu'à la nature même du traitement, devait être attribué le chiffre élevé de la mortalité constatée, et cela ajouterons-nous, aussi bien en France que dans d'autres pays de l'Europe.

Déjà par les faits révélés plus haut, on a pu comprendre qu'il en est réellement ainsi ; et en son lieu nous ferons suivre ces mêmes faits de chiffres comparatifs, propres à mieux convaincre le lecteur de la justesse de notre appréciation.

En temps de choléra, si on excepte l'Angleterre où le service médical paraît être parfait, bien que le reste laisse à désirer, l'organisation créée à Rio-Grande du Sud et plus tard modifiée au Salto, étant, si nous sommes bien informé, sans contredit supérieure à celles des autres pays, doit pour ce motif être présentée ici comme type susceptible de perfectionnement sans doute, mais pouvant néanmoins répondre à toutes les exigences et à toutes les éventualités d'une épidémie.

Malgré son étendue, nous allons donner les principales dispositions de cette organisation toutes applicables à des centres d'une certaine importance, sans préjudice des modifications à apporter dans chacune des localités d'après sa population, ses ressources et les considérations diverses dont elle pourrait être forcée de tenir compte.

Nous proposons donc qu'à l'avenir, à la première nouvelle de la présence du choléra sur un point quelconque de l'Europe :

1º Il soit publié par ordre et aux frais du Gouvernement, les petites brochures dont il a été parlé au cours de cet exposé, et qu'elles soient distribuées gratuitement à chaque famille dans les lieux envahis ou menacés de l'être ;

2º Que sans retard, il soit procédé à la formation d'un corps d'assistants des deux sexes, en préférant les services gratuits, dans le recrutement duquel on s'attachera à concilier une bonne santé avec une certaine intelligence, ce dont on s'assurera par informations pour le dernier cas. Ce corps suivra pendant huit jours un cours sur le choléra, fait par un praticien *ayant déjà traité cette maladie ;* et aucun des assistants ne sera préposé auprès d'un cholérique sans avoir été reconnu apte à remplir ses fonctions. (*Service des cholériques au Salto-Oriental de l'Uruguay septembre 1868.*)

3º Que les médecins s'engagent sur parole, à donner la préférence de leurs soins aux malades cholériques sur ceux de leur clientèle habituelle, sauf le cas de danger de mort chez l'un de ces derniers.

4º Que les noms des médecins se refusant à souscrire à cet engagement soient affichés d'une façon permanente, afin que ceux-ci ne soient point dérangés par des demandes inopportunes préjudiciables à eux-mêmes, et plus encore aux malades.

5º Que les praticiens se réunissent afin d'arrêter d'un commun accord un *traitement uniforme,* susceptible cependant de légères modifications si elles venaient à être réclamées par l'état du patient. (*Service des cholériques au Salto-Oriental.*)

6º Les pharmaciens seront invités à tenir constamment prêtes un nombre déterminé de potions, ainsi que toutes les substances composant la médication arrêtée par les médecins ; le tout devant être cacheté avec la mention du prix fixé d'avance. Ces médicaments seront déposés dans les postes de pompiers, d'agents de police et ceux de facteurs des sémaphores, (il en sera parlé plus loin) qui en délivreront reçu, et où ils devront de jour comme de nuit se trouver à la disposition des malades. (*Appliqué presque en totalité au Salto-Oriental.*)

7º Qu'il soit créé des postes de médecins, fonctionnant jour et nuit *sans la moindre interruption,* dans lesquels se trouveront en nombre égal des assistants des deux sexes pris dans ceux désignés à l'article 2. En cas d'insuffisance de médecins, la Municipalité s'adresserait au Gouvernement central ; et les hommes de l'art envoyés par celui-ci seraient de préférence employés à ce service spécial. (*Exécuté en partie seulement à Rio-Grande du Sud.*)

8º Une commission, composée de six membres et d'autant de suppléants, sera chargée de prendre toutes les mesures relatives à l'hygiène publique, et autant que possible domestique, et d'en assurer l'exécution. Ce service comprendra la propreté des rues, des habitations, des abattoirs, la surveillance des inhumations, la désinfection ou l'incinération des vêtements des cholériques décédés, etc.

9º Afin d'éviter tout malheur possible et même *probable* en pareilles circonstances, cette commission fera procéder en présence de l'un de ses membres à l'application du feu sur diverses parties du cadavre de chaque cholérique, et n'autorisera en aucun cas son inhumation sans l'accomplissement rigoureux de cet acte.

10° Une ambulance publique sera établie, sur le point le plus sain et le plus isolé de la ville, et servie par des médecins internes et des assistants des deux sexes *reconnus capables* qui seront régulièrement relevés ; le nombre d'heures de service de nuit devant être moindre que celui de jour ; et le tout combiné de façon à ce que les malades ne soient pas perdus *un seul instant* de vue .

Si par sa situation, ses conditions hygiéniques, ses aménagements, l'hôtel de ville lui-même était considéré comme le seul édifice approprié à une ambulance, on n'hésiterait pas à l'affecter à cet usage. *(Exemple donné par la municipalité de Rio-Grande du Sud en décembre 1855.)*

11° Toutes les maisons seront numérotées avec soin, et les noms des rues exactement répétés à chacunes de leurs extrémités, sans égard pour les devantures des magasins qui pourraient y porter obstacle. *(Service des cholériques à Rio-Grande du Sud.)*

12° Un nombre de véhicules, proportionné à la population sera spécialement construit pour le transport des cholériques, de façon à ce que les malades puissent être commodément couchés et transférés avec rapidité de leur domicile à la porte de l'ambulance ; et de là, conduits jusqu'à leur lit par le déplacement de l'une des pièces intérieures du véhicule formant brancard. *(Service des cholériques à Rio-Grande du Sud.)*

13° Il sera établi en plein air autant de stations formées par des hangars en planches qu'il y aura de voitures destinées au transport des cholériques, excepté pour les localités très importantes où, plusieurs véhicules se trouveront réunis dans une même station. Celle-ci sera munie d'un transparent visible le jour comme la nuit portant la mention : *Transport des cholériques.* Stations et véhicules seront numérotés ; conducteurs et chevaux relevés chaque douze heures. Pendant ce temps, défense au cocher de s'écarter de son poste où, tout devra lui être apporté tant pour sa nourriture que pour celle de son cheval, qui se trouvera constamment harnaché, et prêt à être attelé au premier signal. *(Service des cholériques à Rio-Grande du Sud.)*

14º La ville sera divisée en autant de sections qu'il faudra de fois *trois minutes*, pour se rendre à pied de l'une à l'autre de ces sections ; et à chacune d'elles sera établi un sémaphore *(modèle de ceux employés à Rio-Grande du Sud)*, au moyen duquel on pourra demander, soit de jour soit de nuit, ce qui peut être nécessaire aux cholériques. Chacun de ces sémaphores sera pourvu d'une boîte en fer-blanc destinée à recevoir les dépêches (1).

Tous ces télégrammes ou dépêches se trouveront séparément imprimés les uns sous les autres, sur l'une des faces d'une feuille de papier, dont il aura été d'avance délivré un exemplaire dans tous les domiciles. Les adres-

---

(1) Les sémaphores qui n'ont pas été copiés sur ceux des chemins de fer, leur ressemblaient pourtant sous bien des rapports. Ainsi, même planche peinte en rouge au mouvement horizontal ou vertical pour le jour ; même feu de couleur pour la nuit. La différence, pour les premiers, consistait, outre l'adjonction de la boîte en fer-blanc pour le dépôt des dépêches et le remplacement de la chaîne en fer par une corde, dans un écran en zinc affectant la forme d'un segment de cylindre d'environ 85 centimètres de longueur, et se mouvant sur charnières au moyen d'une espagnolette, par l'emploi d'une seule main, suivant qu'il fallait masquer ou démasquer le feu.

ses demeurées en blanc, devront être remplies au moment même par la famille ou les connaissances des intéressés, soit à la plume, soit au crayon ; et la dépêche choisie, complétée et détachée, sera pliée en quatre. Le nombre des demandes, quoique nécessairement limité, pourrait toutefois porter par exemple : sur l'appel fait à un médecin dont on voudrait spécifier ou ne pas spécifier le nom ; sur des médicaments demandés ; sur un assistant malade qu'il faudrait remplacer ; sur un moribond pour lequel les secours de la religion seraient réclamés ; enfin sur la notification à l'Autorité d'un récent décès.

La dépêche sera portée par le premier venu au sémaphore le plus voisin de l'habitation du cholérique, et jetée à la boîte dont il a été parlé. Le signal indicateur ayant été fait par le porteur, la dépêche devra se trouver en marche vers sa destination, au plus tard *trois minutes* après. Le reste du service sera à l'avenant quant au nombre de *minutes* requises pour chacune des courses.

Enfin, les feuilles distribuées à domicile seront terminées par une notice explicative sur la façon de se servir du sémaphore de jour ou de nuit. *(Service des cholériques à Rio-Grande du Sud.)*

15° Les rues, considérées comme lignes de sectionnement dans la division de la ville, seront chacune sans cesse parcourues par deux gardiens-sectionnaires marchant en sens opposé, et chargés, à leur passage devant les voies aboutissantes pouvant être pourvues de sémaphores, de s'assurer si, dans celles de droite ou de gauche, aucun signal ne viendrait réclamer leur attention. Dans le cas affirmatif, ils devront se porter à la hâte sur l'objectif, s'emparer du télégramme déposé, le porter au poste de facteurs le plus rapproché, dans l'espace de temps règlementaire ; et la course terminée, revenir sans arrêt reprendre la surveillance de leur ligne. *(Service des cholériques à Rio-Grande du Sud où les gardiens-sectionnaires et les facteurs étaient à cheval.)*

16° Il sera établi autant de brigades ou postes de facteurs chargés de la distribution à domicile des dépêches, de la remise des médicaments demandés, etc, qu'il en faudra pour se rendre à pied du milieu de chaque ligne sectionnaire à l'un de ces postes en *trois minutes.*

Les brigades se composeront de 3, 6 ou 12 hommes, suivant l'étendue de la localité et l'intensité du fléau. Chaque homme portera un numéro dont le dernier sera celui du brigadier.

A la première dépêche le numéro 1 part ; si dans cet intervalle il en survient une seconde, ce sera au numéro 2 à se détacher, et ainsi de suite jusqu'au brigadier inclusivement.

Si par exemple le médecin désigné dans un télégramme ne se trouvait pas chez lui, il en serait donné avis immédiat aux intéressés qui auraient à aviser, en formulant une nouvelle dépêche dans un sens différent; sans que le facteur puisse pour cela prendre sur lui de faire directement cette course après laquelle, à son arrivée au poste, il lui deviendrait facile d'alléguer des raisons de retard souvent plus apparentes que réelles.

Malgré la précaution à prendre, indiquée à l'article 11, les facteurs seront tenus, afin d'éviter tout tâtonnement la nuit surtout, de connaître la situation exacte de toutes les rues, ainsi que les adresses des médecins ; ce dont les brigadiers s'assureront. Ceux-ci surveillent leurs hommes pour tout ce qui a trait au service, et font leur rapport journalier. *(Service des cholériques à Rio-Grande du Sud.)*

17º Dans les occasions de service, l'allure de la marche sera : celle du pas pour les gardiens-sectionnaires jusqu'à l'instant du signal fait par un sémaphore ; et celle du pas gymnastique à partir de ce moment. Pour les facteurs : ce dernier pas ; et pour les véhicules des cholériques : le trot allongé lorsqu'il y aura possibilité. *(Service des cholériques à Rio-Grande du Sud.)*

18º Les gardiens-sectionnaires et les facteurs seront relevés chaque douze heures comme les conducteurs de véhicules.

A part le salaire des fossoyeurs qui sera quadruplé, le prix des douze heures de service pour tous les autres agents inférieurs, sera triplé en prenant pour base le taux moyen des journées, établi dans la localité. Ainsi, si celles-ci se payent 3 francs, on en donnera 9 ; si c'est 4 francs, il en sera donné 12, etc. Les offres de service au rabais seront absolument refusées.

Les brigadiers-facteurs jouiront d'une légère augmentation. *(Service des cholériques à Rio-Grande du Sud avec minime variante.)*

19º A moins de cautionnement suffisant par eux versé d'avance, les employés ci-dessus désignés ne toucheront, pendant toute la durée de l'épidémie, que la moitié du montant des journées dues ; le reste demeurant comme garantie des amendes qui leur seraient éventuellement imposées. *(Service des cholériques à Rio-Grande du Sud.)*

20° Un indicateur mentionnant le temps maximum pour chaque course, et les devoirs à remplir par les divers employés subalternes,sera affiché dans les postes de facteurs, stations de véhicules, ainsi que dans les rues sectionnaires parcourues par leurs gardiens. De cette façon, le public pourra constater lui-même à l'occasion les infractions apportées à chacune des branches du service, et réclamer à qui de droit.

Une disposition spéciale placera l'inviolabilité des sémaphores sous la protection de tous les citoyens, dès lors autorisés à arrêter quiconque se rendrait coupable de dégradations ; ou se ferait un malin plaisir de faire des signaux hors de propos, dans le seul but de mettre le personnel en mouvement. *(Service des cholériques à Rio-Grande du Sud. Ce dernier fait ne s'est jamais produit.)*

21° Le temps maximum des courses étant fixé ainsi qu'il vient d'être dit, chaque *minute* de retard non justifié, sera passible, pour le délinquant d'une amende de 1 à 3 francs pour la première fois ; elle sera doublée à la seconde, et l'employé sera congédié à la troisième.*(Service des cholériques à Rio-Grande du Sud.)*

22° Un surveillant actif et infatigable, dont le choix sera scrupuleux, contrôlera les actes des employés subalternes et les divers menus services placés sous sa direction. Il s'attachera surtout à ce que ses heures d'inspection soient variables et sa présence inopinée. De temps à autre il lancera lui-même de jour ou de nuit des dépêches simulées ; et inscrira aussitôt les amendes s'il y a lieu de les appliquer. *(Service des cholériques à Rio-Grande du Sud.)*

23° Le concours de toutes les sociétés ou comités de secours aux cholériques, quels que soient d'ailleurs leur titre, leur patronage, leur nombre et leurs ressources ; celui aussi des souscriptions publiques recueillies en pareilles circonstances ; en un mot, tous les efforts privés, sous quelque forme qu'ils se présentent, devront, sous peine d'insuccès, être considérés comme unités aléatoires sur lesquelles on ne devra point s'appuyer.

Par la persuasion, on fera donc en sorte d'arriver à grouper et centraliser toutes ces forces dans une seule main, sous une seule et unique direction ; tout en laissant aux dissidents le droit de travailler au bien commun selon leur volonté ou leurs convictions. (*A défaut de comités de secours à Rio-Grande, au moment du choléra, la souscription publique recueillie reçut la destination sus-indiquée.*)

24° Comme il est hors de doute, que les personnes qui mènent une vie habituellement déréglée, se livrent à des excès de tous genres, n'apportent aucun choix judicieux dans leurs aliments ; et peuvent, d'autre part, être prédisposées par leur idiosyncrasie à acquérir le mal, sont celles qui, en général, deviennent les premières et les plus nombreuses victimes du choléra, pour ces motifs, l'Autorité et la Direction du service, loin de dissimuler, ainsi qu'il est d'habitude, sous prétexte de ne pas effrayer la population l'apparition du fléau dans une localité, s'empresseront au contraire d'annoncer sa présence sur les lieux ; tout en réitérant au plus vite et fréquemment au moyen d'affiches, la recommandation de la lecture des brochures mentionnées à l'article 1, et l'observation des indications prophylactiques qui y seront indiquées ; seul moyen de faire cesser toute fausse sécurité entraînant des conséquences fatales.

Les émigrations désordonnées en temps d'épidémie cholérique, n'étant en définitive que le résultat, soit du manque de confiance, dans les mesures administratives prises à l'occasion, soit dans celui de l'efficacité des moyens curatifs, la Direction du service s'efforcera de s'attirer cette confiance par la publication journalière, exacte et sans réserve, du chiffre des personnes atteintes, mis en regard de celui des sujets guéris ou décédés. Et, comme la mortalité se trouvera réduite à sa plus simple expression, si on a suivi les présentes indications, il arrivera que l'on aura tout avantage à établir cette comparaison, et à ne jamais déguiser la vérité. (Il n'est pas à notre connaissance, nous pouvons l'affirmer sur l'honneur, qu'un habitant de Rio-Grande ou du Salto ait abandonné son domicile pour se soustraire à l'épidémie dont ces deux villes ont été le théâtre ; tant la foi dans les mesures prises pour combattre le mal était grande chez tous).

25° L'exemple de l'accomplissement des devoirs devant partir de haut, sous peine d'introduction d'éléments dissolvants dans l'organisation, tous employés autres que ceux déjà désignés quelles que soient leur importance et leur titre seront, s'ils remplissent des fonctions rétribuées, passibles d'une amende de 50 à 100 francs au premier manquement à leurs engagements ; et remerciés aussitôt si leurs services sont gratuits. (*Service des cholériques à Rio-Grande du Sud. L'amende y était fixée à* 100,000 *reis —* 250 *francs — pour le médecin en chef de l'ambulance, mais, hâtons-nous de le dire, aucun cas d'irrégularité ne fut constaté.)*

26° Toute organisation de ce genre, même la plus parfaite, étant négative dans ses résultats sans une direction supérieure et unique, de laquelle tout le personnel et les divers services sans exception doivent relever, il sera nommé à cet effet un administrateur ou directeur central.

L'Autorité départementale (ou provinciale suivant les Etats), étant par sa position, en contact moins immédiat avec ses administrés et par là aussi, moins apte à les bien connaître que la municipalité locale elle-même, celle-ci tenant compte des informations particulières, des vœux de la population, du sentiment de la presse et de ses propres impressions fera, après mûr examen, porter son choix sur la personne jugée la plus capable de remplir ces fonctions, et la proposera à l'Autorité supérieure.

Cette dernière ratifiera ou refusera de ratifier la nomination, et le second cas étant donné, la municipalité procèdera à une nouvelle élection.

Le Directeur étant désigné et définitivement accepté, restera à partir de ce moment maître absolu de ses mouvements, n'ayant plus qu'à agir suivant le texte de l'organisation adoptée, et selon sa conscience ; tout en étant tenu de rendre compte de sa gestion à toute injonction supérieure, si elle lui était notifiée.

L'Autorité se bornera à observer ; et, s'il y avait lieu, à révoquer l'élu, en motivant sa décision ; mais ne pourra dans aucun cas s'immiscer dans ses fonctions, ni lui transmettre aucun ordre touchant le service des cholériques. *(C'est exactement la marche suivie à Rio-Grande.)*

27° Enfin, l'épidémie terminée, une indemnité sera allouée à tous ceux des médecins qui, ayant adhéré à la convention dont il a été parlé à l'article 3, auraient souffert dans leurs intérêts en remplissant jusqu'au bout leurs engagements.

Une récompense honorifique ou autre, sera également accordée à ceux des assistants des deux sexes reconnus les plus méritants. *(Quelques-uns de ces derniers ont été l'objet d'une récompense pécuniaire assez élevée à Rio-Grande, et au Salto, de cadeaux plus importantes encore, représentant une somme de 3,250 francs, offerts à deux des jeunes gens s'étant consacrés au services des cholériques.)*

Tel est l'ensemble de l'organisation en temps d'épidémie mise en pratique à Rio-Grande d'abord, et au Salto ensuite, à quelques modifications près.

Actuellement, qu'on mette en regard ce service où tout se trouve si bien prévu et combiné, avec les mesures prises en France, en Italie, en Espagne et celles que nous verrons peut-être employer bientôt dans d'autres Etats en pareilles circonstances, comme nous avons eu occasion de le constater jadis ; et que l'on nous dise franchement s'il existe aucun terme de comparaison possible.

D'autre part, si l'on veut se rendre compte des difficultés surmontées, on verra en résumant et en ajoutant ici quelques nouveaux détails aux précédents, qu'en pleine conflagration on a dû à Rio-Grande imaginer ce vaste service dans toutes ses parties ; en assurer la concordance, en arrêter le règlement ; recruter un personnel varié ; construire des annexes en planches pour magasins, cuisines, vestiaires, pour une seconde ambulance créée après

coup (il sera parlé de la première plus bas) ; transporter les
malades de l'un à l'autre de ces établissements ; le pourvoir de literie, et de tout le nécessaire ; rectifier ou refaire
le numérotage de toutes les maisons ainsi que le nom
des rues ; installer un dépôt mortuaire d'observation en
même temps que de désinfection ; établir les divers postes et stations, construire les véhicules et les sémaphores
en mettant ceux-ci en place ; faire imprimer les instructions avec les télégrammes, les remettre à domicile, etc ;
et assurer en somme à ce mécanisme, un fonctionnement
d'une précision pour ainsi dire chronométrique, qui ne
s'est jamais démentie un seul instant, du principe à la
fin de l'épidémie.

Veut-on maintenant savoir au juste, quel temps a été
nécessaire pour organiser un pareil service ?

Il a fallu 60 heures marquées à l'horloge !

Et voilà pourtant ces Brésiliens que l'on s'obstine à
considérer en Europe comme un peuple indolent, énervé,
et incapable de résolutions soudaines et viriles !

Eh bien, nous n'avons qu'une chose à dire :

Si de tels hommes ont su, comme on l'a vu, ne pas
broncher devant le choléra, et improviser tant de moyens
de résistance, en pareille circonstance ; nous laissons à
penser ce qu'il en serait si, dans un avenir plus ou moins
lointain, leur sol natal venait à être menacé d'une invasion
étrangère.

A la lecture de tout ce qui précède, nous entendons la
critique s'élever pour nous demander à quoi peuvent bien
servir tant de précautions minutieuses, tant de combi-

naisons pour le service des cholériques, et nous inviter
à en indiquer le résultat final.

Ce résultat, il importe en effet, de le faire connaître, le
voici :

En novembre 1855 le choléra éclate à Rio-Grande du
Sud.

Dans le premier affolement, la municipalité, prise à
l'improviste, fait ce qu'elle peut et établit à la hâte, sur
des indications fort mal fournies une ambulance ne réu-
nissant aucune des conditions voulues. De plus, là comme
en ville, pas d'organisation, manque absolu de direction ;
donc, comme conséquence, mortalité effrayante : 97 o/o !

Tout-à-coup et comme par enchantement tout change
de face : la municipalité cède l'hôtel de ville dont on
fait maintenant l'ambulance ; toutes les dispositions déjà
décrites sont prises et mises en vigueur ; aussi le résultat
est-il immédiat. La mortalité se trouve réduite à une
moyenne variant entre 40 et 45 o/o, c'est-à-dire un chiffre sensiblement moins élevé que celui obtenu aujour-
d'hui en Europe. Et encore, convient-il de tenir compte
de la différence notable de l'intensité du fléau dans les
deux mondes à cette époque et en 1884 ; puisqu'on sait
qu'en général le choléra sévit avec moins de violence
dans une contrée déjà visitée par lui, que lorsque celle-ci
a été jusqu'alors indemne. Or, Rio-Grande était précisément dans ce dernier cas ; et en outre, les médecins se
voyaient par ce fait en face d'un pareil mal pour la
première fois.

Autre preuve à l'appui de notre argumentation :

Treize années plus tard, c'est-à-dire en 1868, le choléra

se présente aussi pour la première fois à Paisandu (prononcez *Pa-ï-çan-dou*).

Ici aucune mesure intelligente, pas la moindre organisation. Résultat : 90 à 95 o/o de mortalité, si nous avons bonne mémoire.

Un mois plus tard, le choléra remonte jusqu'à la ville du Salto-Oriental dont-il a été déjà question.

Cette fois il se trouve en présence d'un bonne partie de l'organisation calquée sur celle de Rio-Grande. Résultat : 8 o/o de mortalité ! et cela durant tout le cours de l'épidémie.

Maintenant, pourquoi cet écart relativement considérable entre les chiffres de la mortalité, 40 à 45 o/o constatés à Rio-Grande, où cependant tout semble avoir été combiné d'une façon si exacte, et celui si réduit de 8 o/o relevé en dernier lieu au Salto-Oriental ?

C'est qu'à Rio-Grande les traitements employés étaient presque tous différents, se ressentaient d'un certain tâtonnement dans la pratique, dû à la nouveauté du mal ; et ne pouvaient pour ces motifs être suffisamment étudiés dans leurs résulats. D'un autre côté, et pour des considérations particulières, il ne fut pas possible de les ramener à un seul ainsi qu'il convenait et comme nous l'avons indiqué plus haut ; puis aussi parce que le personnel des assistants était mauvais dans sa généralité, recruté qu'il était un peu partout et encore, Dieu sait avec quelle peine !

Or, au Salto-Oriental, les choses se sont passées tout différemment sous ce rapport.

Dès la nouvelle de la présence de l'épidémie, une douzaine de jeunes gens d'élite (1) dont l'exemple ne tarda

---

(1) Parmi eux se trouvait le neveu du célèbre toxicologue Orfila.

pas à être imité par d'autres, vinrent se faire inscrire pour soigner les malades. Guidés par une personne depuis longtemps familiarisée avec le traitement des cholériques, ils suivirent pendant quelques jours sa clinique, et de là furent préposés auprès des attaqués par le fléau.

En même temps la propagande était active, incessante chez les habitants ; et chacun prévenu et connaissant le danger, se présentait pour se faire traiter dès le début du mal.

Eh bien, dans ces circonstances, nous le demandons, pourquoi bien des gens mettraient-ils en doute l'authenticité du chiffre réduit de 8 o/ᵒ de mortalité par nous consigné ; et pourquoi aussi d'autres s'étonneraient-ils en vue des explications fournies, de la différence sensible des totaux concernant les deux villes Rio-Grande et Salto ?

Encore une fois : n'avez-vous pas dit et proclamé que le choléra est parfaitement guérissable *dans la grande majorité des cas* à la condition de *s'y prendre à temps* ? Or, si au Salto cette condition de s'y prendre à temps a été pleinement remplie, et que de plus les assistants y étaient de tous points capables comme on vient de le voir; nous ne savons pas dès lors sur quoi s'appuyeraient des doutes affectés ?

On nous sommera de fournir des preuves confirmant tout ce qui a été avancé jusqu'à ce moment. Des preuves ! sans doute elles sont indispensables ; mais reste à savoir de quel genre on les exige. Il y a les verbales à recueillir sur les lieux-mêmes ; et les écrites, c'est-à-dire celles émanant de journaux européens s'étant fait l'écho de ceux des pays envahis par le fléau aux diverses époques précitées. Or, nous présumons que les incrédules voudront bien nous dispenser de leur arrêter des places à bord des paquebots à vapeur, pour les conduire sur les lieux mêmes, dans le seul but de les convaincre. Quant à l'exhibition des feuilles européennes, françaises par exemple, à qui la faute si nous ne sommes non plus en mesure de présenter aucune justification de ce côté ?

En effet : à part de temps en temps la nouvelle du renversement du président d'une République quelconque, et l'avènement au pouvoir de son successeur, voit-on chez nous des transcriptions de la presse américo-méridionale concernant cette contrée ? Comme si rien ne pouvait intéresser les lecteurs en dehors de ce qui se passe dans le vieux monde !

Dans ces conjonctures il ne nous reste qu'un moyen de satisfaire les sceptiques.

Nous conservons en notre pouvoir, à la disposition de quiconque demeurant dans la localité où ces lignes sont publiées, voudra en prendre connaissance, cinquante journaux presque tous de titres divers, rédigés tant en Portugais qu'en Espagnol.

Or, le langage de tous ces organes de la presse *sans exception aucune*, est celui par nous rapporté jusqu'ici tant sur l'organisation brésilienne, qu'à propos de la guérison *presque totale* des malades au Salto-Oriental pendant l'épidémie.

De plus, nous possédons nombre de pièces officielles conçues dans un sens analogue et en termes non moins précis.

A défaut de traducteurs assermentés, que la langue

de Cervantes ou celle de Camoës ne soit un obstacle pour personne. Ceux qui connaissent le Français, l'idiome de l'auteur de Mirèïo et le Latin sont aptes à se tirer d'affaire, pour le Portugais surtout.

Venez-donc nous trouver si vous le désirez ; frappez et on vous ouvrira.

C'est tout ce qu'il nous est permis de faire pour projeter la lumière sur ce sujet.

Au cours de cet écrit on s'est élevé contre les expérimentations tentées ou à tenter sur les cholériques dans les ambulances ; et on a promis d'indiquer un moyen propre à concilier les nécessités de la science avec la légalité.

Ici deux questions se posent tout d'abord :

1o Une personne atteinte du choléra, a-t-elle, oui ou non, le droit de se faire traiter chez elle, et de se refuser à être transportée à l'ambulance commune ou ailleurs ; surtout si cette personne ne demande rien à qui que ce soit, pour subvenir aux frais de son traitement ?

Au point de vue de la législation actuelle de tous les pays du monde civilisé, nous croyons qu'elle en est maîtresse.

2o Mais si une loi l'obligeait à quitter son domicile pour aller se faire soigner ailleurs, dans une ambulance particulière ou même sur un autre point séparé de la ville, cette loi, malgré sa sévérité portant atteinte à la liberté individuelle, serait-elle équitable et justifiée ?

Cette fois nous répondons oui, sans hésitation.

En effet : en restant chez lui, le cholérique crée et entretient au centre même de la population un foyer d'infection qui, de proche en proche s'étend à tout un quartier ; et pour peu que d'autres imitent son exemple, la ville entière, se trouvera bientôt contaminée. C'est du reste ce qui s'est toujours passé en pareilles circonstances.

Que l'on fasse donc cette loi, basée sur l'intérêt général,devant primer les convenances particulières,et d'après laquelle tout cholérique sera tenu, à l'avenir, de quitter la ville. Que ceux sans fortune soient admis à l'ambulance commune et gratuite ; et les autres, transportés dans une maison de campagne ou de préférence dans un établissement spécial où, moyennant payement, des chambres réservées seraient mises à leur disposition. Là ils pourront faire appeler tel ou tel médecin de leur choix, suivre le traitement que bon leur semblera. Ils n'auront pas pour les soigner des assistants étrangers, mais leurs propres parents, s'ils le demandent ; en un mot, tout en ayant quitté leur domicile, ils se trouveront encore chez eux.

Dans ces conditions, mais jamais hors de là, nous disons que, si des expériences à faire sur le malade étaient proposées à la famille par quelque savant, ces expériences seraient parfaitement légitimes et légales ; et du même coup on aurait atteint plusieurs buts.

D'abord on n'entendrait plus dire d'ici de là avec une ironie amère, que les expériences portent toujours *in anima vili* ; puis, chose bien autrement importante, le fléau étant désormais relégué et circonscrit sur des points peu nombreux (car il est impossible d'admettre que tous les cholériques, même les plus aisés, veuillent s'éparpiller dans la campagne sachant qu'ils ne pourraient y être régulièrement visités), le fléau disons-nous aurait bientôt disparu faute d'aliment.

Seulement, il faut faire cette loi. L'osera-t-on ? *That is the question.*

Nous venons d'indiquer une mesure à prendre d'une haute importance, en voici une autre d'un intérêt non moins capital.

Si à l'article 8 de l'organisation du service des cholériques nous avons parlé de la surveillance des inhumations par une commission, ce n'est certes pas que nous soyons partisan de la destination finale donnée jusqu'à présent aux restes mortels des malheureuses victimes de l'épidémie.

Mais, entraînés par le torrent de l'opinion publique, forcé de suivre son cours, nous nous sommes pour ainsi dire fait le complice involontaire de la tradition et des préjugés.

Cependant, si toute liberté de langage nous était rendue, nous ne balancerions pas un seul instant à proclamer encore en cette circonstance les moyens énergiques, parce que, aux grands maux les grands remèdes ; à un ennemi fort une résistance proportionnée ; et qu'à une guerre à outrance et de sauvage les demi-mesures et les atermoiements perdent leur temps.

Que faudrait-il donc?

La crémation !

Oh ! nous savons quelle tempête soulèvera la simple énonciation de cette proposition qui, à tout considérer, n'a rien en elle de bien terrifiant, ne manque pas d'adeptes, et a été déjà formulée plus d'une fois avant nous.

Pourtant raisonnons :

Croit-on par hasard que la commission d'hygiène sera en état quelle que soit son activité, de surveiller exactement les inhumations en temps d'épidémie ?

Des devoirs aussi urgents ne réclameront-ils pas sa présence en ville et dans les faubourgs ? Lui sera-t-il possible de se confiner du matin au soir dans l'enceinte d'un cimetière, pour y présider aux enterrements?

Evidemment non.

Eh bien, il arrivera que, tant qu'elle sera sur les lieux, tout se passera régulièrement, mais qu'aussitôt partie, les fossoyeurs, malgré le prix quadruplé de leurs journées, étant livrés à eux-mêmes, abrègeront d'autant plus la besogne, que le soleil auquel ils se trouveront exposés sera brûlant, ou que le nombre de cadavres à ensevelir aura été plus élevé. Et alors, plutôt que de creuser les fosses règlementairement, on en réduira la profondeur ; au lieu de deux couches de chaux on n'en mettra qu'une ou même aucune ; et enfin, plutôt que de tasser la terre elle sera jetée à la hâte. De là, des effluves délétères qui ne tarderont pas à se produire, si les chaleurs se maintiennent, entraînant une recrudescence du fléau, dont on ne saura souvent déterminer la cause.

Mentionnons un fait à l'appui.

En 1855, on a eu l'occasion de le dire, l'épidémie éclata dans la ville maritime de Rio-Grande du Sud. Quelques mois après elle disparaissait, grâce à l'énergie déployée.

La population se réjouissait déjà, lorsque soudainement le mal vint à sévir avec une nouvelle rage. Le cimetière alors fort exigu, touchait presque aux faubourgs de la ville. Par suite du grand nombre de cadavres, les tranchées n'avaient pas eu la profondeur voulue, les couches de chaux avaient fait défaut et la terre mal comprimée laissaient tout dégagement aux miasmes. On ne tarda pas à se raviser. La création d'un nouveau et cette fois vaste cimetière, à un kilomètre et demi de l'enceinte, fut décidée *incontinent ;* on prit des mesures de précaution et tout rentra bientôt dans l'ordre.

En attendant, il y eut encore beaucoup de victimes, malheurs bien évitables, si la crémation indiquée ne s'était butée à des préjugés qui portèrent obstacle à son exécution.

L'exemple cité s'est sans doute reproduit, à notre insu, sur plus d'un point de l'Europe et il se répètera probablement encore, tant que l'on persistera à suivre les errements actuels.

S'imagine-t-on au surplus, que les graves inconvénients signalés soient les seuls inhérents aux enterrements en temps d'épidémie asiatique ? Qu'on se désabuse.

Un cholérique vient-il à peine de rendre le dernier soupir ; vite ! qu'on l'enterre !

La famille a beau protester et se lamenter ; larmes vaines, paroles perdues ! Le médecin a constaté la mort ; c'est assez. Le danger des exhalaïsons, l'intérêt du bien commun sont mis en avant ; et là-dessus le corps est aussitôt enlevé, sans autres formalités que celle du certificat de décès.

On frémit d'y penser !

Et il se trouve encore de par le monde en 1884 des gens ne craignant pas d'assumer sur eux de telles responsabilités !

Mais à quoi servent donc les exemples de prétendus morts enterrés vivants, ou de ceux qui ont failli l'être ? Que deviennent les leçons du passé, celles aussi du présent même, consignées dans les rapports sur la récente épidémie de Naples ?

Pourtant ces cas ne sont pas déjà si rares dans les annales des peuples qu'on se plaît à le dire. Et puis, *rares !* Voilà en vérité un mot bien consolant et bien trouvé. Nous nous demandons si ceux qui l'emploient si complaisamment, voudraient bien faire partie de ces exceptions représentées par le qualificatif *rares ?* Il est probable que non.

A-t-on déjà oublié ce fait concernant cet évêque ou archevêque, membre de la Chambre des députés sous le second Empire, qui un jour monta à la tribune pour supplier ses collègues de voter une loi de précaution sur les inhumations ?

Ce prélat raconta à l'appui de sa proposition que, jadis un jeune diacre ayant été à la suite d'une maladie, déclaré mort par les médecins, fut transporté à l'Eglise dans son cercueil, pour y recevoir les prières d'usage.

Que là, un ecclésiastique de ses amis, vint en sanglottant se jeter sur le corps du défunt. Qu'à cet instant, le diacre qui n'était pas mort en réalité, mais en état de catalepsie dans lequel il se rendait parfaitement compte de ce qui se passait autour de lui, fut impressionné à tel point qu'il donna aussitôt signe de vie.

Et l'orateur ajouta avant de descendre de la tribune : « Le jeune diacre qu'on allait ainsi ensevelir vivant quelques minutes plus tard, n'était autre, Messieurs les Dé-

putés, que celui qui, en ce moment même, a l'honneur
de porter la parole devant vous ! ... »

L'Assemblée tressaillit, mais ce fut tout. Le lendemain
on n'y pensait plus, chacun s'était dit sans doute : Bast !
ce serait bien le diable, si sur tant de boules renfermées
dans le sac, le numéro étiqueté *rare* venait à être précisément mon lot plutôt que celui d'un ami...

Nous n'ignorons pas que la putréfaction commençante
ayant été constatée, la mort est considérée comme certaine.

En supposant cette théorie facile dans sa pratique,
et elle ne l'est pas pour tous indistinctement, pourquoi vouloir quand même assimiler et confondre, ce qui
a lieu en temps normal, où le cours d'une maladie peut
être suivi posément de son principe à son dénouement,
avec ce qui se passe aux époques du choléra dans lesquelles tout se fait avec précipitation, et au milieu d'un
désarroi général, surtout quand une organisation pré-
voyante fait défaut ? Ici un médecin ne peut-il pas
confondre la putréfaction vraie, indispensable comme
preuve de la mort, avec un genre de putréfaction diffé-
rente ?

On répondra non.

Eh bien, nous dirons oui ! parce que nous avons été, il
y a quelques années à peine, le témoin en quelque sorte
oculaire, d'une pareille méprise qui, heureusement n'eut
aucune suite fâcheuse.

Restera donc l'épreuve de la rigidité cadavérique,
c'est-à-dire celle de l'inflexion et de l'extension des
membres à opérer, conseillée en pareil cas.

Cette fois encore comment procéder à cet examen, si la

rigidité n'a pu se compléter faute de temps nécessaire, principalement lorsqu'on sait qu'elle est fort tardive à se produire à la suite de certaines maladies telles que, l'éclampsie des femmes en couche, l'hystérie, l'apoplexie, etc. ; et qu'en outre, le nombre d'affections pouvant produire un état de mort apparente s'élève à QUINZE suivant le docteur Munaret ?

Voici un homme réputé cholérique qui vous est présenté. Il a une diarrhée, des vomissements, des crampes même, vous dira-t-on. Cet homme meurt une demi-heure après. Pourrez-vous jurer si toutes les indications fournies étaient réelles ou imaginaires ? Pourrez-vous dire aussi quel était exactement le cas du sujet ? Non, il vous est impossible de rien affirmer.

Dans cette hypothèse, nous objectera-t-on, il sera sursis à l'inhumation.

Eh ! que vient-on nous parler de surseoir, lorsque nous avons déjà vu comment on s'y prend en général en temps d'épidémie cholérique, à propos des enterrements !

Certes, nous croyons fermement que le plus grand nombre des médecins se refuseront à délivrer ici un certificat de décès ; mais là n'est pas la question. Il s'agit de savoir si tous sans exception agiront de même.

Sans faire à cette place d'insinuations blessantes ni de personnalités, franchement il est permis d'en douter. Et si ce doute n'était pas justifié, comment expliquer alors ces constatations de vivants enterrés comme morts ?

Malgré ces raisons nous entendons répéter que les erreurs, *si elles étaient possibles*, seraient fort *rares*.

Puisque ce mot devenu malsonnant vient encore frapper notre oreille, voyons si les malheurs signalés sont déjà en si petit nombre.

Nous avons cité le docteur Munaret. Nous ne croyons pas qu'il vienne à l'esprit de personne de suspecter sa bonne foi ou de discuter sa compétence. Ouvrons donc de nouveau son ouvrage à la page 481 et copions textuellement :

« Bruhier parle de *cinquante-deux* personnes enterrées vivantes et ouvertes avant leur mort ; *cinquante-trois* revenues spontanément à la vie lorsqu'elles étaient déjà ensevelies ; *soixante et douze* réputées mortes sans l'être. Julia de Fontenelle dans son très intéresant ouvrage intitulé : *Recherches médico-légales sur l'Incertitude des signes de la Mort*, dit avoir recueilli plus de *deux cents* faits semblables tant anciens que modernes ; la plupart se rattachant à des maladies qui simulèrent la mort, telles que l'hystérie, la léthargie, l'asphyxie, etc. »

On lit plus loin : « Le docteur Scott et un religieux de Saint-François enterrés vivants. » Et enfin pour clore cette liste abrégée et lugubre, on lit encore : ... « Et le célèbre Winslow déclaré mort par les médecins à *deux reprises différentes ! !* »

Est-ce assez clair ? Est-ce concluant ?

Si pourtant on tenait à grossir, mais sans l'épuiser, ce catalogue nécrologique on pourrait, toujours suivant le docteur Munaret, compulser les œuvres de Bacon, Baronius, du R. P. Calmet, de Simond de Goulard, celles aussi d'un auteur allemand, si son nom était présent à notre mémoire, etc.

Et maintenant, puisque de pareils faits se produisent au sein des villes en temps ordinaires, où tout est censé surveillé et règlementé, nous laissons à penser ce qui doit se passer dans un village assailli par le choléra, privé de médecin et de tout contrôle.

Voilà comment les cas sont rares !

Après de semblables monstruosités, on se demande comment une telle question a pu être déjà soulevée par des hommes de cœur, sans avoir été résolue jusqu'ici autrement que par l'indifférence ?

On a peine à le comprendre ; l'imagination reste confondue !

Pour notre part, nous ne voyons de raison admissible outre la routine traditionnelle, que l'égoïsme par nous signalé plus haut, portant chacun à se croire à l'abri de la malechance d'avoir un jour à se ronger les poings entre quatre planches, dans une courte mais terrible agonie.

Oh ! non, il y a là évidemment quelque chose à faire, en temps de choléra principalement. Ce quelque chose on l'a dit à l'article 9 de l'organisation du service, c'est d'abord l'application du feu sur diverses parties du corps des cholériques, pour établir l'existence réelle du décès ; puis la crémation ; la mort une fois constatée, afin d'éviter toute contagion de ce côté. C'est-à-dire, le feu et encore le feu ! Nous ne sortons pas de là ; et qu'on le veuille ou non, on sera tenu d'y arriver par la force des choses.

Quelques mots sur le traitement.

Au milieu de la conflagration générale, bon nombre d'industriels profitant des circonstances, annoncent et recommandent dans les journaux l'emploi de préparations les unes prophylactiques, les autres curatives.

Ainsi, nous nous sommes donné la peine d'inscrire et de compter ces soi-disant spécifiques publiés par la presse. Ils ne s'élèvent pas à moins de quatre-vingt-six, consignés qu'ils sont dans deux journaux de Marseille seulement. Il va sans dire que tous sont *infaillibles* et tous sont *le bon*.

Il en est de cela ni plus ni moins que des opinions politiques et des religions, chacun prétendant professer la meilleure, et se montrant intolérant pour celle d'autrui.

Nous aimons à croire qu'en préconisant leur marchandise comme elles le font, ces personnes, n'ont pas conscience des malheurs qu'elles peuvent occasionner.

Des malades crédules et confiants dans l'efficacité de ces moyens réputés infaillibles peuvent les employer, puis, reconnaissant leur inutilité, vouloir revenir à des méthodes sérieuses alors qu'il ne serait plus temps. Il y a donc imprudence grave pour les premiers à publier ces sortes d'annonces, et danger réel pour les seconds à y ajouter foi.

Il n'est pas plus concevable qu'en temps d'épidémie cholérique surtout, de pareilles réclames soient indistinctement consenties, que l'on ne comprend en dehors de là l'indifférence à l'égard de la publication de formules contre le mal rabique ; alors qu'il est prouvé, que la cautérisation immédiate seule est capable de sauver la personne mordue.

Ici encore il faudrait une loi.

Est-ce à dire que dans le nombre des médications ainsi proposées au public contre le choléra, aucune ne soit efficace ! Nullement ; et nous ne serons pas aussi absolus que bien des gens sur ce point.

Dans notre longue carrière, nous avons vu traiter par d'autres ou avons traité nous-même autant de cholériques que qui que ce soit dans ce département. Ce n'est pas par centaines, mais par milliers, que ces malades nous sont passés sous les yeux ; ce qui signifie que nous avons aussi notre méthode.

Cependant, nous déclarons hautement que, entre les médications préconisées à la quatrième page des journaux, il en existe une qui, à notre avis, peut être, à bon droit, considérée comme des meilleures connues jusqu'à ce jour.

Nous voulons parler de la médication Raspail.

Appliquée dans plus de cent vingt cas, nous avons pu constater *de visu* son efficacité et sa supériorité sur plusieurs autres méthodes. Son emploi nous a paru facile, n'exigeant pas certaines connaissances médicales, ni même beaucoup de pratique dans la matière, de la part de celui qui dirige le traitement. De plus, avantage inappréciable, il ne demande pas comme ailleurs, des assistants bien intelligents ou bien instruits sur le cours du mal, condition essentielle, on l'a déjà démontré, à un bon résultat (1).

Telle est l'exacte vérité, malgré ce qui pourrait être dit pour dénigrer un système ayant rendu de si nombreux services dans toutes les parties du monde.

Mais alors, puisque cette méthode réunit tant de qua-

---

(1) L'Italie est la seule puissance en Europe ayant paru comprendre toute l'importance du choix des assistants; elle l'a prouvé par son organisation des escouades lombardo-toscanes dans la récente épidémie.

lités, pourquoi ne l'avons-nous pas adoptée nous-même ?
C'est que de même que toute médaille a son revers, de
même aussi la médication Raspail a son désavantage.
Il nous a semblé en effet démontré que, faisant merveille
dans le début du choléra, elle était tout-à-fait impuis-
sante, la maladie ayant déjà fait certains progrès; et lorsque notre médication et d'autres laissaient encore quelques chances de salut.

Ayant affirmé et prouvé que la guérison du choléra
dépendait bien plus de l'organisation du service dans
toutes ses parties efficientes tendant à arriver à temps,
que dans l'excellence même du traitement, conséquent
dans nos paroles, nous nous abstiendrons de publier ici
aucune formule, pas plus la nôtre que tout autre. Et d'ailleurs pourquoi encore des formules ? Il en existe déjà
assez reconnues bonnes. Que pourrait une de plus, ajoutée
au nombre, si elle venait à être employée trop tard ? Répé-
tons donc encore une fois qu'en matière de choléra : *Faire
vite c'est faire bien*.

Le moment est venu d'examiner une des plus *graves*
questions, *la plus grave* peut-être :

Le choléra est-il une maladie comme tant d'autres, difficile à diagnostiquer, difficile à guérir ; exigeant dans
ses phases des modifications telles dans son traitement
qu'il faille, comme condition de succès, être médecin
dans l'acception du mot, c'est-à-dire être pourvu d'un
diplôme académique, en supposant que l'on n'ait pas recours à la médication Raspail ?

Ici, que les gens susceptibles se hâtent de se boucher
les oreilles, il va être proféré le plus abominable des
blasphèmes.

Non ! le choléra n'est pas une maladie comme tant d'autres. Non ! il ne faut pas de toute nécessité être médecin pour le traiter convenablement.

En effet, l'appréciation de ses symptômes est rudimentaire, sa marche rapide mais presque toujours constante est prévue. Son traitement nul dans ses résultats, aussi bien pour le plus habile que pour celui qui l'est le moins, s'il vient à être appliqué tard, est au contraire efficace dans la majorité des cas, si on s'y est pris à temps ; c'est alors l'*a*, *b*, *c* de la médecine ; et cette facilité augmentera encore pour ainsi dire si, comme on l'a dit déjà, on a recours à la méthode de l'éminent chimiste.

Entendons-nous pourtant : si l'on vient d'affirmer qu'il n'est nul besoin d'être médecin, on n'a pas voulu prétendre, comme on le pense bien, que le premier venu soit apte à diriger un traitement, surtout s'il s'agit de l'emploi de substances telles que le laudanum, le chloroforme et autres. Mais, du jugement, quelques notions de médecine, de la pratique au chevet du malade, de l'assiduité, et c'est tout.

On pourrait rappeler une anecdote d'un célèbre pathologiste français qui, se trouvant pour la première fois en 1832, en présence du choléra, avouait de bonne foi son embarras quant au traitement à suivre vis-à-vis ses malades, anecdote qui, jointe à l'opinion d'autres médecins dont il ne serait pas difficile de citer les noms, viendraient à l'appui de notre assertion en prouvant que, si les connaissances techniques et théoriques sont utiles, celles de l'observation et de la pratique surtout le sont au moins tout autant ; et que ces dernières ne sont en aucune façon l'apanage exclusif du corps médical dans la matière qui nous occupe, comme on voudrait bien le faire croire.

Ici les protestations ne vont pas faire défaut; nous entendons déjà crier à l'anachronisme ! 1832 ! Mais c'est de l'histoire ancienne ! Quoi d'étonnant, nous dira-t-on, au fait de votre pathologiste à une époque où on avait encore recours aux émissions sanguines, au tartre stibié, et un peu plus tard aux gouttes ou mixture de Strogonoff, à l'application de la glace sur diverses parties du corps ; et à d'autres pratiques à la longue reconnues mauvaises ? Mais depuis, que de progrès accomplis ! Aujourd'hui *nous avons changé tout cela*. Nous faisons usage de la potion Gastinel, de la liqueur d'Hoffmann, des préparations au chloroforme ; nous employons le sous-nitrate de bismuth, l'acide salicylique, la transfusion de l'eau chaude (celle du sang viendra aussi), les inhalations de ceci et de cela, etc. Or, avouez que, pour se reconnaître dans toutes ces médications, il faut autre chose que des connaissances générales et incomplètes.

Eh bien, pour couper court à toute discussion, va pour le progrès !

Seulement, si par un effet de curiosité nous désirons connaître le résultat de cette marche en avant alors, on nous montre fièrement la statistique en ajoutant : voyez, 50 ou 60 % de mortalité, pas plus ; quelquefois le 100 %, mais c'est par exception.

Allons, ces chiffres sont flatteurs !

Décidément mieux valait encore laisser le cœur à gauche.

A propos de traitement, voici une observation qui n'ayant jamais été faite que nous sachions, intéresse cependant les personnes appelées à traiter des cholériques et plus encore ces derniers, selon que cette observation serait reconnue fondée ou non fondée.

Est-il indifférent ou convient-il même d'administrer le laudanum, surtout à doses sensibles après l'apparition du choléra *confirmé*, dans le but d'arrêter immédiatement la diarrhée, ainsi que le font bon nombre de praticiens ; ou bien doit-on, au contraire, le faire seulement, lorsque à la suite de potions toniques et de sudorifiques la réaction s'est déjà complétée ou est en voie de l'être chez le malade ?

Les ouvrages qui nous sont tombés sous la main étant muets à cet égard, et d'un autre côté, les médecins par nous consultés ayant paru ne pas attacher une grande importance à cette distinction, nous donnerons à ce propos le résultat de quelques observations personnellement recueillies.

Il nous a semblé, en effet, prouvé que dans la plupart des cas, ceux des cholériques avérés chez lesquels on s'empressait de combattre la diarrhée de prime abord avant la manifestation de la réaction, étaient précisément ceux qui succombaient, tandis que le contraire avait lieu pour ceux auxquels le laudanum avait été administré, cette même réaction ayant été complétée ou en partie accomplie.

Mais que, si la substance narcotique était prescrite

avant la manifestation définitive des caractères cholériques, il y avait alors toute chance d'enrayer la diarrhée.

Ces observations n'ayant eu lieu que vers la fin de la
dernière épidémie dans laquelle nous nous sommes
trouvé, et sur une trentaine de cas environ, il se pourrait
bien que les faits relevés nous aient paru suffisants pour
établir une conclusion, lorsqu'en réalité nous étions dans
l'erreur.

C'est pourquoi ces réserves faites, nous soumettons la
question aux personnes plus autorisées que nous qui auront à se prononcer à son égard.

Un sujet en amène un autre.

Les journaux de Naples et de Gênes nous annoncent
tous les jours la présence d'une foule de cas foudroyants
constatés dans ces deux villes. Ces cas foudroyants existent-ils en réalité ou n'existent-ils pas ?

Avant de répondre à cette question, que doit-on entendre par *foudroyants ?* Cette expression doit-elle s'appliquer aux personnes succombant par exemple dans l'espace d'une demi-journée, à partir du moment où elles
paraissent atteintes ? Ou bien à celles qui, avec toute l'apparence d'une bonne santé tombent tout-à-coup frappées
par le mal, sans aucun symptôme préalable, et ont cessé
de vivre peu d'instants après, ainsi qu'il arrive dans
l'apoplexie rapide ou plus rarement à la suite de la
rupture d'un anévrisme ?

Si *foudroyants* s'applique à ces dernières personnes,
nous dirons ne pas croire, jusqu'à preuve du contraire à
ces sortes de cas, et l'on sait déjà que nous avons eu oc-

casion de faire pas mal d'observations dans deux épidémies fort meurtrières. Or, nous déclarons n'avoir jamais vu *un seul* foudroyé dans l'acception du mot, car tel individu passait pour l'avoir été, alors qu'en réalité, après informations prises, il était prouvé qu'il se trouvait depuis plusieurs jours atteint d'une diarrhée incoercible. Ne fût-ce donc que de quelques heures, la diarrhée précède toujours le choléra confirmé. Nous sommes du reste heureux de nous appuyer sur l'autorité de M. J. Guérin, de l'Académie de médecine, qui n'admet pas non plus l'instantanéité ou semi-instantanéité sans la cause prédisposante.

Quant aux malades à l'égard desquels le principe d'algidité se manifeste d'une façon plus soudaine que chez d'autres, mais laissant cependant une marge de plusieurs heures à un traitement, le cas est admissible et tout espoir est loin d'être perdu, à la condition selon nous, on l'a dit plus haut, de ne pas faire précéder la réaction par l'emploi du laudanum, du sous-nitrate de bismuth ou de toute autre substance d'un résultat similaire, et à la condition aussi de se hâter.

Actuellement, que dans l'Inde, berceau du choléra, celui-ci aidé par des causes exceptionnelles favorisant sa malignité, les diverses phases : diarrhée, vomissements, crampes, algidité se succèdent avec rapidite et semblent se confondre à tel point que parfois la mort survienne en moins d'une heure ou deux, cela se comprend. Mais il convient de tenir compte, que le fléau transporté sous d'autres latitudes, sur un sol qui n'est plus le sien, entouré de conditions climatériques différentes, agissant sur des races dont la constitution, les aliments, les habitudes ne sont pas les mêmes, perd de sa violence et ne saurait observer quant à sa progression une règle identique à la première. D'où il résulte aussi que, bien que modifié dans ses émigrations même les plus lointaines, il n'en reste pas moins un dans son essence, étant partout où il se présente, le véritable choléra asiatique dont il emprunte tous les caractères primitifs quels que soient d'ailleurs les noms divers qu'on lui donne. C'est encore, croyons-nous à peu de chose près, l'opinion de M. J. Guérin, et ce sera celle de tous ceux qui voudront se donner la peine d'observer, sans faire du jugement porté par leurs devanciers leur invariable *Credo*.

Si dans le choléra, a-t-on dit, le choix de la médication est d'une importance secondaire, à la condition qu'elle ait déjà fait ses preuves, il n'en est pas de même pour la façon dont cette médication doit être conduite, et les divers moyens convergents à utiliser pour arriver au but final.

Ce but, quel est-il en somme ?

Il consiste à opérer une réaction, en d'autres termes, à provoquer chez le malade une transpiration abondante assez soutenue pour éliminer par les pores d'abord, une partie du virus morbifique, en attendant que le reste soit à son tour entraîné par les urines jusqu'alors supprimées, et plus tard aussi par les déjections alvines ; et que l'état normal vienne enfin à être rétabli.

Or, quelque facile que la chose paraisse à première vue, il n'est pas moins vrai que c'est là la véritable pierre d'achoppement du traitement, dont les détails multiples souvent d'apparence futile échappent même à un médecin, s'il est privé de l'habitude de soigner des cholériques; d'où des mécomptes soutenus dont il est loin de deviner la cause, ainsi qu'il en sera donné plus loin un exemple frappant.

Que l'on veuille donc bien nous écouter attentivement, on trouvera ici des renseignements connus pour les uns et nouveaux pour les autres. C'est à ces derniers que nous nous adressons.

Si l'on a le choix, la chambre destinée à un cholérique sera située au-dessus d'un rez-de-chaussée et exposée au soleil, quelle que puisse être d'ailleurs la saison où l'épidémie aura manifesté sa présence sur les lieux. Elle sera suffisamment vaste, élevée de plafond, exempte d'humidité. Loin de la rechercher luxueusement décorée, il conviendra au contraire qu'elle soit nue, privée de meubles inutiles dans la circonstance : armoires, commodes, grands rideaux, tapis et même si possible de toute tapisserie. Des murs blanchis à la chaux, voilà la chambre la plus hygiénique, aussi bien pour un cholérique que pour une personne en bonne santé. Un lit large pour le malade, une table pour entreposer les médicaments, une grande cuvette en porcelaine ou en faïence destinée aux vomissements, et un vase de nuit au fond desquels on tiendra toujours d'avance une solution de sulfate de cuivre ; quatre chaises, une plume, de l'encre, du papier, tel doit être l'ameublement.

Le lit sera séparé des murs, de façon à permettre la circulation dans tous les sens à son alentour. On évitera son rapprochement des fenêtres ou portes, et surtout son exposition au moindre courant d'air, quelque inoffensif qu'il soit en apparence.

A cet effet, il ne sera point perdu de vue qu'il ne suffit pas que les portes ou les fenêtres soient fermées et même qu'elles joignent bien, pour que ces courants ne se produisent pas. Si donc on était forcé de placer le lit entre deux ouvertures, ou non loin de ces ouvertures, il faudrait de toute nécessité les condamner aussitôt provisoirement, au moyen de bandes de papier assez épaisses collées sur leurs bords ; on en fera autant pour la cheminée, s'il y en a une, après avoir placé son obturateur. La porte d'entrée restera seule libre.

Le lit devra être pourvu d'une paillasse ou d'un sommier élastique, et si possible de deux matelas. (1) Dans le but d'éviter les souillures, celui de dessus sera recouvert d'une couverture en laine doublée sur elle-même, ou de deux peaux de mouton tannées, qu'on trouve presque partout, et placées bout à bout. Mêmes précautions ou à peu près pour celui de dessous. Pas de draps de lit d'aucune espèce, si ce n'est encore des couvertures en laine (2).

Pendant ces préparatifs qui seront exécutés rapidement, le malade aura été déposé dans une chambre voisine et, tout étant terminé, sera conduit dans celle qui

(1) Les matelas et oreillers en plume doivent être proscrits. Certaines personnes, et nous sommes de ce nombre, éprouvent des suffocations, des étouffements à leur contact prolongé. C'est donc la laine qu'il faudra préférer.

(2) L'éminent D^r anglais M. Wallace, de l'hospice de Belfast, recommandait au contraire l'emploi d'étoffes en soie (!) et de draps de lit en coton. Il s'appuyait, disait-il, sur l'expérience : nous aussi. Qui croire?

lui est destinée où il y sera deshabillé et couché, après avoir été revêtu d'une chemise en laine, ou à défaut en molleton ou tout au moins en calicot souple, de préférence usé, en excluant toute étoffe en fil.

On le couvrira de trois couvertures légères, chaudes et de bonne qualité, et d'un plus grand nombre si elles étaient communes ou en mauvais état. Sa tête sera entourée d'une étoffe mince retombant sur ses épaules, et laissant libre le masque de la figure. Si le temps n'a fait défaut, le lit aura été bassiné d'avance ou chauffé par tout autre moyen.

On s'empressera aussitôt d'administrer la première cuillerée de la potion prescrite par le médecin. Afin d'éviter une toux convulsive pouvant déterminer des accidents, le liquide sera chaque fois ingéré lentement et à plusieurs reprises, pour donner au malade tout le temps de l'avaler à son aise.

Les propriétés antiseptiques et toniques du café étant reconnues, et partant son emploi favorable aux cholériques, il en sera pratiqué des fumigations modérées en répandant quelques pincées de ce produit sur des charbons ardents, placés sur une pelle à feu promenée dans la pièce occupée par le malade, et même celles contiguës, fumigations qui seront répétées jour et nuit pendant tout le cours du traitement jusqu'à convalescence prononcée.

La médication ayant été commencée, tout bruit, et toute agitation brusque doivent cesser dans l'appartement. En effet: en se dirigeant d'un point à un autre, chaque personne déterminerait une colonne d'air d'autant plus

froide, d'autant plus sensible au malade, que le volume
du corps de cette personne et l'ampleur de ses vêtements,
offriraient plus d'étendue, et la vitesse imprimée à sa
marche serait plus grande.

Or, cet air agité, qui viendrait droit impressionner le
visage du patient, pourrait arrêter net une réaction nais-
sante ou tout au moins la retarder ; et on a vu qu'il convient de faire vite ; d'autre part, une transpiration inter-
rompue ne se rétablit pas toujours à volonté dans une maladie telle que le choléra.

Néanmoins cet inconvénient serait loin d'avoir la même
importance, si le cholérique était traité par un temps
calme, par exemple dans une baraque en planches ou
même sous un simple hangar ouvert de tous côtés, car ici
le visage du malade constamment entouré, par un air
plus actif avec lequel il se familiarise, se ressentirait
moins d'un changement subit, puisque c'est par le visage
et non par le corps qui se trouve abrité, que tout arrêt de
transpiration est à craindre.

D'ailleurs, il ne doit rester désormais que deux personnes pour soigner le malade : l'assistant officiel et un
membre ou un ami de la famille. Les visites autres que
celles du médecin seront par conséquent rigoureusement
interdites, d'abord pour le motif que l'on vient de faire
valoir, puis aussi parce que l'air respirable se trouverait
bientôt vicié par la présence d'un plus grand nombre
d'individus.

Pour ceux auxquels ces détails sur les courants d'air et
autres précautions recommandées paraîtraient puérils,
voici le fait que nous nous proposions de citer à l'appui
de nos observations :

La première ambulance installée à Rio-Grande par les soins directs de la municipalité, l'avait été, on l'a vu, sur de mauvaises indications. Cette ambulance n'était autre en effet, qu'une très longue et vaste salle n'ayant que deux portes pour toutes ouvertures, une à chaque extrémité. Il en résultait que, pour obtenir une quantité d'air suffisante, l'une de ces portes restait constamment ouverte sur la rue, tandis que l'autre s'ouvrait ou se fermait, suivant que les infirmiers avaient à transporter dans une cour contiguë les déjections des cholériques, ou à pourvoir à d'autres besoins du service. Dans ces conditions, comment arriver à obtenir la moindre réaction chez les malades ? Impossible ! Aussi, 97 0[0 de mortalité, tant que l'ambulance se conserve dans cette nécropole ; et par contre, réduction subite à 40 ou 45 0[0 aussitôt que l'ambulance passe à l'hôtel de ville, où ces derniers chiffres se maintiennent pendant tout le reste de l'épidémie ; et cela avec le même médecin en chef, le même traitement suivi encore quelque temps, et avec les mêmes infirmiers à peu de différence près. La preuve est donc faite.

Pendant que la première dose du médicament produira son effet, l'assistant et son aide se hâteront de compléter les préparatifs du collage de papier et autres dont il a été parlé, s'ils n'avaient pu jusque-là être terminés. En même temps, il serait maintenu sur le feu une grande quantité d'eau en ébullition ; et on tiendrait prêts six cruchons ou de fortes bouteilles en verre, avec autant de bouchons choisis.

Si le genre de médication arrêté entre les médecins ne s'opposait pas à l'usage du café, il conviendrait *éminemment* d'en faire prendre deux ou trois cuillerées à bouche

très chaud, non sucré, dans l'intervalle de l'administration des *premières* quantités médicamenteuses, avec les
précautions déjà décrites, c'est-à-dire, qu'elles seront chaque fois lentement sirotées par le malade (1).

Si, comme il arrive fort souvent au cours du traitement,
le malade venait à se plaindre de douleurs de tête ou d'estomac, quelquefois des deux en même temps, on ne s'alar-
merait nullement de ces symptômes aisés à dissiper. Dans
le premier cas, on imbibera fortement d'alcool camphré à
saturation un mouchoir de poche ployé dans une forme
longitudinale, avec lequel on frictionnera pendant un bon
moment le front et les tempes du malade, en laissant ensuite le linge à demeure, avec le soin d'en faire retomber
les extrémités le long des cheveux entre les oreilles et les
pommettes. S'il s'agit de douleurs d'estomac, on appli-
quera à l'épigastre un cataplasme épais de farine de lin
d'une chaleur modérée arrosé de 12 ou 15 gouttes de laudanum (2) ; les douleurs disparaîtront en général en
moins d'une demi-heure. En admettant la persistance
de celles de la tête, (et ce serait par exception) on ferait

---

(1) Le docteur Wallace, n'employait pour tout traitement dans le choléra, qu'une teinture alcoolique de café moka cru et quelques adjuvants
de moindre importance.

Pour le café dont nous nous servons, une personne compétente nous a
judicieusement conseillé de le préparer à l'eau distillée.

(2) Il va sans dire qu'en nommant cette substance nous avons toujours
voulu parler du laudanum de Sydenham et non de celui de Rousseau ;
cependant ce dernier pourrait s'appliquer aux cataplasmes. Quelques
auteurs, Bouchardat, entre autres, admettant la possibilité de l'empoisonnement par absorption de ce produit, on aura soin de ne pas
dépasser le nombre de gouttes indiquées et en outre d'enlever le cataplasme, l'effet aussitôt obtenu.

cette fois usage, après réaction complète, non plus d'alcool camphré, mais de compresses d'eau pure froide, sans cesse renouvelées à mesure qu'elles commenceraient à produire une chaleur extérieure appréciable au toucher.

Les vomissements venant à se manifester dès le début du traitement et la potion ayant été rejetée, il faudrait reprendre l'administration de celle-ci, mais en réduisant chaque dose au tiers ou au quart de celles prescrites, et tenir chaque fois compte de cette réduction, de façon à compléter successivement le nombre de cuillerées médicamenteuses voulues (1).

Les évacuations persistant ou s'aggravant malgré cette précaution, faites prendre au malade de tout petits morceaux de glace dont le volume sera graduellement augmenté dans de faibles proportions.

Aucune amélioration n'étant non plus obtenue par ce moyen, renoncez à la glace.

Divisez alors treize décigrammes d'ipéca, en trois paquets, dont le premier délayé dans de l'eau tiède sera administré au malade, et faites-en autant pour les autres de dix minutes à un quart d'heure d'intervalle entre chacun, jusqu'à cessation ou mieux jusqu'à diminution sensible de la gravité des symptômes (2). En même temps reve-

---

(1) Le charbon végétal dûment préparé, agissant toujours d'une manière efficace, aussi bien sur l'appareil digestif que sur les intestins, son incorporation est convenable dans la médication. On sait d'ailleurs que ce produit précieux est employé avec succès dans la cholérine. Ceci n'est pas un conseil, c'est un simple renseignement tiré d'observations souvent faites dans le choléra.

(2) Un vomitif pour arrêter des vomissements ?

Sans doute, et ce moyen vous réussira sept fois sur dix, le mal n'étant pas trop avancé.

nez aux cataplasmes laudanisés sur l'épigastre et aux compresses camphrées sur le sommet de la tête surtout.

Chaque fois que le malade à la suite des haut-le corps, devra quitter sa position horizontale, couvrez-le rapidement d'une couverture que vous enlèverez lorsqu'il sera de nouveau étendu ; et remettez en son lieu le cataplasme s'il était déplacé, et qui sera supprimé aussitôt l'intensité des vomissements diminuée.

Dans le cas où ces diverses ressources auraient encore échoué, et que les évacuations ne puissent être arrêtées par aucun moyen, ce serait presque toujours un fâcheux pronostic, lequel heureusement ne se présente pas souvent, si le mal a été combattu à temps et son traitement bien suivi.

Admettons actuellement que les doses prescrites étant épuisées, la réaction ait commencé à se manifester.

Ici tenez la porte de la chambre close ; placez-vous au pied du lit afin de mieux surveiller le malade, et aussi pour ne pas entraver sa respiration en vous maintenant à ses côtés. Redoublez d'attention, car l'asphyxie pourrait se produire par la moindre négligence.

Laissez la sueur se produire abondante. Au bout de huit à dix minutes, appliquez le revers de vos doigts alternativement, sur les pommettes et sur le front du patient. Tant qu'une différence appréciable de température se fera sentir au toucher, entre ces deux parties, quel que soit d'ailleurs l'excès apparent de transpiration, la réaction n'aura pas atteint le degré voulu.

Cette réaction tardant à se montrer au visage du malade et son corps étant relativement froid, placez un cruchon d'eau bouillante sous chacun de ses pieds et deux à droite et à gauche de son corps, séparés l'un de l'autre par une certaine distance. Simultanément, faites usage de sinapismes volants sur les jambes, ainsi que de linges chauffés, et renouvelés aussitôt froids, appliqués sur l'abdomen ; et enlevez le cataplasme désormais inutile.

La transpiration étant devenue homogène partout, mais le malade paraissant inquiet et disposé à se découvrir, enlevez cruchons et sinapismes, et écartez l'étoffe entourant le visage. L'inquiétude continuant, saisissez à deux mains, sous le cou, toutes les couvertures ensemble que vous agiterez doucement deux ou trois fois en les soulevant et les abaissant alternativement, dans le but de soulager le malade.

Le même cas se reproduisant, revenez encore à ce moyen en vous abstenant d'en abuser.

Par cette manœuvre, l'air chaque fois introduit sous les couvertures étant tiède en raison de la température de la chambre, et celui refoulé au dehors étant chaud, la réaction ne saurait être contrariée ; d'un autre côté celle-ci est déjà trop accentuée maintenant pour pouvoir en être impressionnée d'une façon sensible.

Suivant la force et l'état du cholérique, laissez alors agir de dix à vingt minutes.

Débarrassez le malade de sa première couverture et graduellement des autres, en ne laissant en place que celles nécessaires pour entretenir une douce perspiration et évitant désormais de la pousser au delà.

Il conviendrait à ce moment de remplacer tous les objets sans exception trempés par la sueur, par d'autres secs et préalablement chauffés. Si la chose était impos-

sible pour tous, on devra de toute rigueur le faire au
moins pour la couverture ou les peaux de mouton sur
lesquelles le cholérique repose ; ainsi que pour la chemise
dont il est revêtu et qui sera coupée pour aller plus
vite.

Avant de procéder à cette opération, essuyez fortement
le malade au moyen de serviettes souples et chaudes.
Dégagez sa tête de l'étoffe qui la recouvre; étendez sur
l'oreiller un linge doublé sur lui-même ; ouvrez la porte
de la chambre pour renouveler l'air, et pratiquez une fu-
migation de café brûlé.

A moins de complications ou d'imprudences pouvant
par la suite compromettre les résultats déjà acquis, et si
l'on s'est strictement conformé aux indications qui pré-
cèdent, cette première partie du traitement étant terminée, le malade pourra être considéré comme hors de danger. Et pourtant, on le voit, contrairement à la façon de
procéder habituelle, nous avons évité jusqu'ici d'attaquer
directement la diarrhée.

Avant de nous occuper de ce sujet, disons quelques
mots sur les crampes dont bon nombre de cholériques
sont plus ou moins atteints, soit avant, soit au cours du
traitement.

Dès les premières pages il a été dit qu'on doit recourir
aux frictions énergiques et au massage, seuls moyens
reconnus efficaces. Expliquons-nous cependant.

Nous ne sommes point partisan des frictions à la brosse
ou de celles faites au moyen de gants recouverts
de corps rudes quels qu'ils soient ; et encore moins de

cette corporation dite des *frotteurs* dont chaque membre s'imagine ne gagner consciencieusement, son argent qu'autant qu'il enlève sans pitié la peau de tout cholérique lui tombant sous la main.

Voici comment nous procédons.

Nous ne faisons usage que de frictions sèches, opérées à main nue, et du massage. Ce moyen est de beaucoup préférable à celui de la brosse ou du gant. De plus, nous avons imaginé, pour le cas, un appareil fort simple propre à aider l'action des frictions et à contenir les crampes par la compression, et que pour cette raison nous appellerons *compresseur*.

Il peut être construit en quelques minutes.

Ayez un morceau de bois, bien ou mal arrondi, long d'environ 13 à 14 centimètres et de 1 1/2 à 2 de diamètre. Sur le milieu de la longueur, entaillez à l'aide d'un couteau une rainure contournant ce morceau de bois ou ce manche. Dans cette rainure attachez à demeure fixe une ficelle de 2 à 3 millimètres de grosseur, assez longue pour entourer la cuisse d'une personne. Avec la même ficelle et à son extrémité restée libre, formez un anneau un peu plus grand que la circonférence du manche. Tel est l'appareil.

Pour vous en servir, saisissez le manche de la main gauche, que vous maintiendrez sur le point à comprimer. Avec la droite faites glisser la ficelle sous la jambe ou la cuisse du malade, et engagez l'anneau dans le manche jusqu'à la rainure. Faites alors tourner deux ou trois fois et dans un même sens votre morceau de bois, jusqu'à obtenir la constriction désirée, et abandonnez pour un moment l'appareil à lui-même.

Pendant ce temps, pratiquez les frictions en imprimant à chacune de vos mains placées à plat l'une à côté de l'autre, des mouvements rapides de va-et-vient et en sens opposés. Donnez-leur une direction tantôt parallèle, tantôt ayant la forme d'un X, et d'autres fois celles de cercles plus ou moins étendus, plus ou moins arrondis, en appuyant fortement l'extrémité de vos doigts sur la partie contractée qu'ils devront toujours sentir. Ne restez pas inactif un seul instant, car la douleur éprouvée par le malade est des plus vives ; déplacez le compresseur aussi souvent qu'il en sera besoin en le desserrant pour le pousser aussitôt sur le point nouvellement menacé où vous le serrerez de nouveau ; de temps à autres massez la partie ; enfin, ne vous arrêtez que lorsque toute souffrance ayant cessé, le visage du cholérique aura repris sa tranquillité.

Ce résultat obtenu, n'enlevez pas encore le compresseur que vous tiendrez prêt à agir de nouveau si les crampes revenaient. Celles-ci, fussent-elles les plus violentes, ne sauraient résister longtemps à des frictions ainsi conduites et aidées par un appareil qui, mû avec trois doigts, déploie une force telle que l'homme le plus robuste ne pourrait l'égaler à deux mains.

Dûssiez-vous donc être muni de plusieurs appareils aux attaches de longueurs variées et chacune proportionnées au volume des membres attaqués par les crampes, arrangez-vous de façon à obtenir une constriction immédiate en donnant au manche du compresseur le plus petit nombre de tours possible. Faire vite est toujours la règle, pour les crampes surtout.

Tout cholérique, on le sait, est dévoré par une soif excessive.

Or, efforcez-vous pendant la première période du traitement dont nous venons de nous occuper, de tromper cette soif plutôt que de la satisfaire, et cela en donnant de loin en loin quelques petits morceaux de glace moins gros qu'un pois. Mais la réaction terminée, procédez différemment et cette fois en attaquant la diarrhée. Celle-ci pourra encore se maintenir deux, trois ou même plus de jours, mais finira par céder à l'emploi des moyens suivants aidés par la réaction préparatoire.

Faites bouillir une bonne poignée de riz de qualité choisie, dans quatre verres d'eau, jusqu'à réduction de moitié. Dissolvez à part et à froid dans une minime quantité d'eau, quelques morceaux d'amidon pur ; et, à part encore, égal volume de gomme arabique, cette dernière à froid ou à chaud indistinctement. Incorporez le tout et faites passer à travers un linge que vous tordrez à mesure pour aider la filtration. Vous obtiendrez un liquide légèrement visqueux dont vous séparerez deux verres que vous laisserez refroidir. A chacun d'eux ajoutez cinq ou six gouttes de laudanum comptées au compte-gouttes ou au moyen d'une baguette en bois (1). Cette préparation ne se conservant pas, sera renouvelée chaque vingt-quatre heures, en été principalement.

------

(1) Il serait préférable de compter ces gouttes d'abord dans un verre vide et d'y additionner ensuite l'eau de riz gommée et amidonnée, par la raison qu'en agissant contrairement, si, par inadvertance, on avait projeté une trop grande quantité de laudanum dans la préparation, celle-ci serait à recommencer.

Désormais, lorsque le malade demandera à boire, agitez chaque fois le mélange dont vous donnerez trois ou quatre cuillerées à bouche. La quantité totale de ce liquide ainsi administré, ne dépassera pas celle de un verre et demi pour le premier jour, à compter de la réaction finale, et de deux verres pour les suivants.

A partir aussi de ce moment, rendez-vous compte du nombre et de la quantité d'évacuations chez le malade, afin de suivre l'effet produit par la médication.

Les selles ayant diminué, continuez comme il a été dit jusqu'à ce qu'elles soient devenues normales. Le contraire ayant lieu, administrez chaque jour, indépendamment des deux verres d'eau de riz absorbés par l'estomac, un demi-lavement tiède de la même préparation contenant au total 5 ou 6 gouttes de laudanum ; et maintenez les pieds et l'abdomen constamment chauds.

Bien qu'il soit de règle, que la quantité de laudanum dans les lavements, doit être inférieure à celle ingérée dans l'appareil digestif, il n'y aura aucun inconvénient, vu la dose réduite du narcotique, à agir comme il vient d'être indiqué. Le mal finira par céder, l'aphonie disparaîtra, les yeux reprendront leur intelligence ; la convalescence commencera à se dessiner.

Jusque-là, diète absolue ; et encore ce point atteint, ne commencez à donner les premiers aliments qu'autant qu'ils seraient réclamés par le malade lui-même. En agissant ainsi, vous vous épargnerez bien des mécomptes.

Faites prendre alors des bouillons légers auxquels vous ajouterez quelques rôties minces bien torréfiées ; puis graduellement des viandes cuites sur le gril et même quelques cuillerées de vin vieux choisi.

Cependant, tant que le pouls sera irrégulier, lent, fili-
forme, la langue anormale et comme gercée, gardez-vous
de pousser à l'alimentation, et ne cessez de surveiller le
malade.

Un ou deux jours encore et celui-ci sera sur pied.

Une recommandation n'a pas été faite jusqu'ici ; fau-
dra-t-il en parler ? c'est celle de ne jamais laisser séjour-
ner *un seul instant* dans la chambre, les évacuations du
cholérique, aussi bien dans l'intérêt de ce dernier, que
dans celui des personnes préposées à son service. Les
émanations de ces évacuations sont fort dangereuses,
surtout lorsqu'elles sont récentes et encore chaudes.

Ainsi, aussitôt enlevées, pratiquez chaque fois des
fumigations de café brûlé et, la convalescence étant assu-
rée, aérez l'appartement le plus souvent possible.

Quant à l'hygiène, prophylaxie, éléments et voies de
transmission, pathogénie, etc, et les questions se rattachant au choléra ne manquent pas, elles ont été si souvent examinées par d'autres, et quelques-unes sont encore si obscures, qu'elles ne seraient ici d'aucune utilité ;
et d'ailleurs notre programme, on le sait, n'a d'autre but
que celui d'indiquer par quels moyens pratiques la réduction de la mortalité peut être atteinte. C'est ce que
nous croyons avoir fait clairement en n'épargnant aucun
détail, d'abord en donnant à connaître l'organisation
brésilienne du service des cholériques, ensuite la manière dont le traitement a été conduit au Salto à l'égard
du choléra.

Si donc comme sur ce point de l'Amérique du Sud, on

parvient en Europe au chiffre relativement minime de 8 0[0 de décès, et pour cela il ne s'agit que de se conformer aux indications renfermées dans cet écrit, nous ne saurions pas dès lors pourquoi on s'attarderait à vouloir obstinément trouver un spécifique pour tous les degrés de la maladie ; ce qui équivaudrait, dans certains cas, à chercher le moyen de faire revivre les morts.

Si le choléra est une intoxication, et ce n'est pas autre chose ; que cette intoxication soit produite par la présence d'un microbe, d'une substance tellurique ou de gaz délétères, peu importe ; n'est-il pas rationnel de s'y prendre comme on doit le faire pour tout empoisonnement, c'est-à-dire de courir sus, tout comme s'il s'agissait d'un incendie, en s'efforçant de faire vite et de l'enrayer à temps ainsi qu'il a été déjà dit maintes fois ?

Or, ces moyens d'enrayer le mal à temps dans les limites du possible, étant connus maintenant, que serait-on en droit d'exiger de plus ? Quelle est l'épidémie dont le bilan mortuaire n'égale ou même ne dépasse pas celui de 8 0[0 ? La variole, par exemple, ne fait-elle pas plus de victimes ? D'autres maladies encore n'outrepassent-elles pas ce chiffre et de beaucoup ?

Tenez ! il en est une dont les effets sont bien autrement redoutables, bien autrement désastreux que ceux d'aucune d'elles, et pourtant notre société semble s'en accommoder à tel point que, nous vivons à ses côtés, sans que personne ne songe à jeter les hauts cris comme on le fait pour le choléra.

Loin comme celui-ci de prendre la plupart du temps ses victimes dans les classes les moins favorisées ou chez ceux qui le craignent pour s'enfuir aussitôt l'alarme donnée et les précautions prises, elle s'installe à demeure, étendant ses tentacules ravageurs dans toutes les parties du monde. Elle moissonne à son aise, sans bruit et de préférence la fleur des populations, la jeunesse, qu'elle prend aussi bien dans les chaumières que dans les palais des rois.

Nous avons nommé la phtisie.

Eh bien, sans être prophète, il n'est pas difficile de prévoir que, si des mesures héroïques ne sont prises par les corps délibérants de tous les Etats, ce fléau dévastateur aidé de la variole et autres épidémies; soutenu par le mal du vaincu de Pavie; par le manque d'hygiène ; les logements insalubres ; les corsets d'acier meurtriers des femmes ne leur permettant même plus l'allaitement ; favorisé aussi par l'usage précoce de la nicotine chez les enfants, par cette nicotine qui prédispose à la bronchite antichambre fréquente de la phtisie ; par l'abus progressif des substances alcooliques parmi les masses ; la mauvaise alimentation des populations, conséquence directe du luxe et de la surélévation des impôts, des droits d'octrois surtout encourageant la fraude et la sophistication des denrées nécessaires à la vie, le frelatage des boissons, etc.; ce fléau disons-nous, aura dans quelques siècles fait disparaître la race humaine de la surface du globe...

Encore une fois, la phtisie, voilà le plus redoutable des ennemis. *Caveant consules !*

En attendant les mesures de salut et nous craignons hélas ! qu'elles ne soient encore éloignées, jetons les yeux sur le choléra et ce sera un adversaire de moins, les moyens de le vaincre étant suffisamment connus maintenant.

Notre tâche est terminée ; que les personnes de cœur commencent la leur.

Patriciens, industriels, plébéiens, hommes de toutes les conditions et de tous les pays, c'est à vous que cet appel s'adresse en faveur du bien commun. Qu'importe que cet appel parte d'un inconnu pour vous, ou que cet inconnu ne soit pas votre compatriote. Que peuvent ici le nom et la nationalité ? Les questions humanitaires ont droit de cité partout où elles se présentent.

Si nos paroles vous ont entièrement convaincu, prenez la cause en main ; si vous ne l'êtes qu'en partie, plaidez jusqu'aux limites de votre conscience et de vos convictions, mais plaidez, plaidez toujours et ne restez pas indifférent à une question aujourd'hui d'autrui, et qui demain sera la vôtre propre : *Hodie mihi, cras tibi.*

Mais arrière les eunuques se renfermant dans leur égoïsme ou leur fatuité et, qui incapables de toute initiative généreuse, repoussent pourtant avec dépit celle d'un autre.

Ceux-là, laissez-les de côté, l'idée se fera jour sans eux, parce que tout progrès réel doit fatalement marcher ici-bas.

Si pourtant il devait en être autrement et que, contre toute expectative notre cri restât partout sans un seul écho, ce serait alors à désespérer de l'humanité.

Mais non, cela ne sera pas. On voudra réduire la mortalité et on la réduira ; on reléguera les cholériques et ils le seront tous indistinctement ; on ne conservera plus les morts aux dépens des vivants, et ceux-là on les incinèrera ; on n'enterrera plus ceux qui sont de ce monde et on le décrètera.

Et pour nous qui, arrivé au bout de la carrière, avons déjà un pied dans la tombe, ces résultats, s'ils étaient obtenus à temps, seraient notre plus flatteuse récompense, comme nos efforts tentés dans une pareille cause auront été notre meilleure action.

Aix (B.-du-R.) 1er octobre 1884.

Aix, Imprimerie J. NICOT, 16, rue du Louvre. — 4746